不求医 不吃药 高血脂 居家自疗调养一本通

【日】栗原毅 著

学识盛益 译

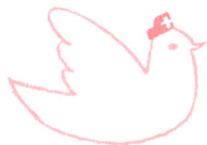

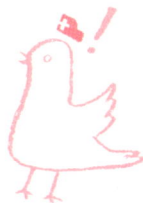

哈尔滨出版社

H.P.H

HARBIN PUBLISHING HOUSE

前 言

　　近年来，人们对甘油三酯的关注度之所以越来越高，是因为很多研究都已证实，甘油三酯是动脉硬化以及代谢症候群的诱因之一。累积过多甘油三酯会导致血脂异常症（高脂血症），如果置之不理，不仅会演变为心肌梗死或脑梗死等动脉硬化性疾病，肝脏也会因堆积脂肪而形成脂肪肝，甚至并发肝硬化或肝癌，绝对不可等闲视之。

　　但是，储存在我们体内的甘油三酯并非毫无意义，它会转换为皮下脂肪或内脏脂肪来储存热量。我们每天活动所需要的能量来源，主要来自碳水化合物，如果没有摄取足够的碳水化合物，或在运动量增加时，身体便会将脂质转换为能量，此时，甘油三酯就会派上用场。甘油三酯的储存与消耗之间一旦失去平衡，就会带来肥胖。

　　一般人从字面上来看，常会以为甘油三酯的数值升高是摄取过多脂质的缘故。其实，大多数原因是来自碳水化合物的过度摄取，尤其是果糖、蔗糖等易吸收的碳水化合物最需注意。米饭、乌龙面、面包以及酒精的过量摄取，都会加速甘油三酯的堆积。

　　高甘油三酯血症是生活习惯病中最容易治疗的病症。主要的治疗方法就是控制碳水化合物的摄取，以及坚持运动来消耗热量。但说得容易做起来难，本书将提供各种诀窍来帮助大家实现降低甘油三酯的目标。

栗原诊所东京·日本桥院长
庆应义塾大学教授

栗原毅

好看、好翻阅、好懂!

如何使用本书

如果你是这样的人……		请看这里!	
根本不懂什么是甘油三酯	➡	看图轻松了解甘油三酯	P2～
想要仔细了解甘油三酯	➡	甘油三酯运作的原理	P22～
想知道更多关于肥胖的知识	➡	内脏脂肪型肥胖对身体的影响	P28～
想知道更多关于代谢症候群的知识	➡	代谢症候群与甘油三酯的关系	P40～
想知道甘油三酯值升高为什么会导致危险	➡	了解甘油三酯和相关疾病	P42～
想了解日常饮食的注意事项	➡	改善日常饮食的效果与重点	P64～
想知道该吃什么比较好	➡	改善甘油三酯值的饮食与食谱	P98～
不知该做什么运动，也不知该做多久	➡	有效减少甘油三酯的运动法	P126～
想重新审视自己的生活习惯	➡	改善生活习惯	P148～

3

彻底解决常见的
疑问和误解！

先正确了解甘油三酯究竟是什么吧！

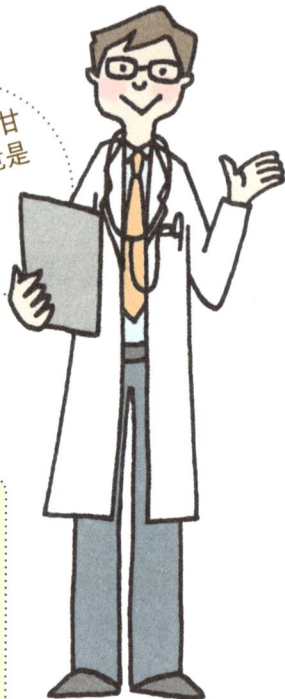

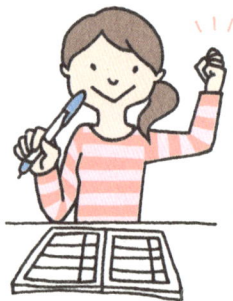

　　由于甘油三酯里有"油""酯"两个字，所以一般都会以为这是不该留在身体里的坏东西，因此，我们就先来了解甘油三酯的真实面貌，解除常见的疑问和误解吧。

Q.甘油三酯对身体有害？

NO 它是让身体运作不可缺少的储存能量。

　　甘油三酯又称血脂值，是提供身体活动能量的脂质之一，多储存于体内的脂肪组织中。当体内能量不足时，体脂肪内的甘油三酯就会转换成能量，提供给肌肉等组织使用。

▶P22～P23

Q.甘油三酯与体脂肪是不一样的东西吗？

NO 甘油三酯只是储藏在体脂肪中脂肪细胞的成分之一。

　　体脂肪是体内的脂肪。脂肪主要分布在皮下与腹部，可依储存部位区分为皮下脂肪和内脏脂肪。脂肪是无数脂肪细胞聚集而成的组织，而甘油三酯就储藏在脂肪细胞中。

▶P28～P29

Q.甘油三酯值一旦升高会有危险吗？

YES 若变成内脏脂肪型肥胖，就有增加生活习惯病的风险。

　　不规律的生活习惯、遗传、其他既有疾病以及药物的影响，都是导致甘油三酯值升高的原因。甘油三酯值一旦升高，就容易囤积在内脏的脂肪细胞里，造成脂肪细胞肥大，这种状态持续发展，就会演变为内脏脂肪型肥胖，损及健康的风险也会提高。

▶P26～P27 ▶P30～P33

Q.甘油三酯值一高，就会得代谢症候群吗？

NO 甘油三酯值只是代谢症候群的诊断指标之一。

诊断代谢症候群会依据腹围、血脂异常（甘油三酯、HDL胆固醇）、血压、血糖共5项数值来判断，若有3项以上超过标准值，才能确定罹患代谢症候群。如果放任不管，有演变为心脏或脑血管等重大疾病的危险，因此要及早治疗。

▶P40～P41

Q.不摄取脂质，甘油三酯就不会增加？

NO 即使摄取不含脂质的米饭等碳水化合物，也会增加甘油三酯。

并非只有肥肉、牛油等富含脂质的食物才会增加甘油三酯，如果米饭、面包、面条等碳水化合物摄取过多，也会导致甘油三酯的囤积。因为，碳水化合物是由糖类和膳食纤维所构成，摄取过量的糖类，也会使甘油三酯增加。

▶P24～P25 ▶P70～P71

Q.甘油三酯＝胆固醇？

NO 虽然同为脂质，但完全不同。

甘油三酯在体内可以转换成能量，所以称为"储存性脂肪"。胆固醇则可作为细胞膜等身体的结构原料，所以称为"构造性脂肪"。当血液中的甘油三酯增加，胆固醇也会随之增加，两者会互相影响。

▶P34～P35

好饱！

Q.甘油三酯值升高的原因在于饮食过量？

YES 饮食过量、运动不足、不健康的生活习惯都是诱因。

如果身体摄取的能量高于消耗的能量，就会造成体内甘油三酯值升高。除了摄取过多富含甘油三酯的饮食外，摄取过多糖类和酒精等也都是诱因。当然，运动不足导致身体消耗能量减少，也会让甘油三酯值上升。

▶P26～P27

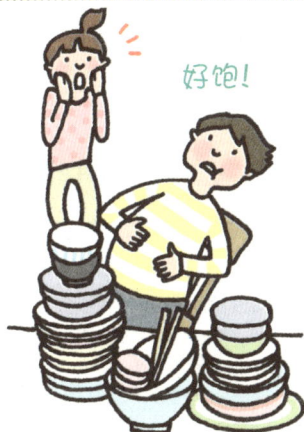

Q.肥胖的人，甘油三酯值都很高吗？

NO 属于皮下脂肪型肥胖的人，甘油三酯值其实很低。

若以脂肪在体内分布来区分，可大略分为皮下脂肪和内脏脂肪。这两种脂肪的性质和功能各不相同，皮下脂肪型肥胖对健康并不会有什么危害，但内脏脂肪型肥胖却会对甘油三酯、血压和血糖带来不良影响。

▶P28～P29

Q.不运动，也能让甘油三酯值下降吗？

YES 会下降，但依然需要运动。

只靠日常饮食的改善，确实能让甘油三酯值下降。但是，不运动只靠饮食控制减重的话，体力会衰退，基础代谢也会下降，于是身体会变得比从前更容易肥胖，因此还是搭配运动来改善比较恰当。

▶P126～P127

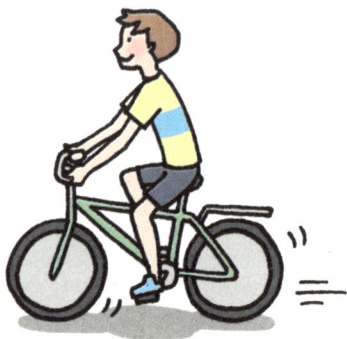

Q.如果戒掉甜食，甘油三酯就不会增加？

NO 只控制甜食，但其他食物摄取过量也没有意义。

摄取过量的甜食，确实会增加甘油三酯。但是，摄取过量的碳水化合物或脂质，也会增加甘油三酯，尤其是米饭或面包等碳水化合物，一不小心就会吃多，要特别注意。

▶P90～P91

Q.一定要做激烈运动，甘油三酯才会减少吗？

NO 不太吃力的运动比较有效。

过于激烈的运动并不会更有效地帮助甘油三酯燃烧，做些有点儿喘但不吃力的运动其实就够了，例如走路、骑脚踏车等有氧运动。

▶P130～P133

Q.进行饮食疗法时，除了卡路里以外，还要注意别的吗？

YES 营养要均衡，一日三餐都要按时吃。

摄取适当的热量，是饮食疗法的基础。此外，还应考虑到营养的均衡，一日三餐都要有效地摄取。以肉类为主、不吃蔬菜和海鲜、油脂摄取过多等不良的饮食习惯，都应该积极改善。

▶P66～P69

Q.压力会导致肥胖，是真的吗？

YES 过度的压力会促进甘油三酯的累积。

过度的压力会增加甘油三酯累积，诱发血脂异常。此外，若为了消除压力而暴饮暴食，自然会增加甘油三酯的囤积。为了不让甘油三酯值飙升，并且有效预防肥胖，需要选择更健康的减压方法排解压力。

▶P150～P151

目录

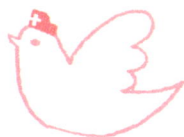

1 图解甘油三酯　　第一章

【基础知识】

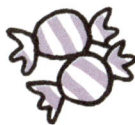

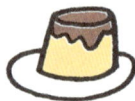
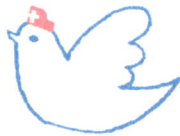

【靠运动来改善】

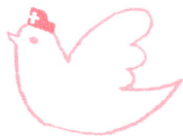

【靠生活习惯来改善】

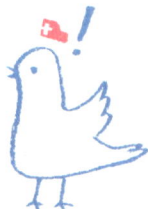

第一章
图解甘油三酯

【基础知识】

首先，我们大概了解一下
甘油三酯究竟是什么，
以及该注意什么重点。

甘油三酯
到底是什么东西？

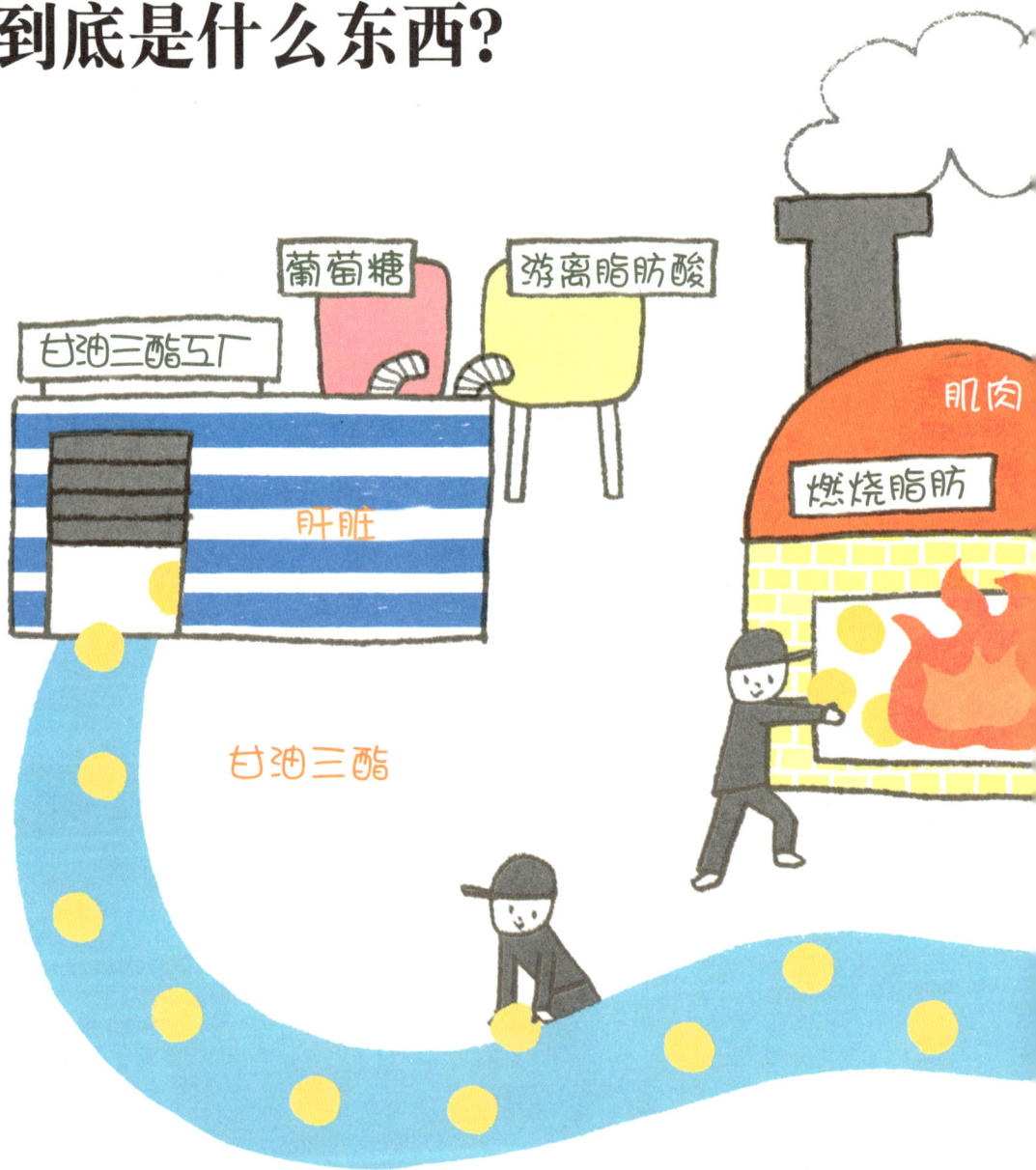

葡萄糖

游离脂肪酸

甘油三酯工厂

肌肉

燃烧脂肪

肝脏

甘油三酯

驱动身体的能量来源，储存多余能量

体检时，相信有不少人会被医生告知：有"甘油三酯值偏高"的问题。

甘油三酯正如其名，是"油脂"（脂质）的一种，其热量是葡萄糖的两倍以上，这些热量能驱动人体大多数的活动。只有充分运用甘油三酯，身体才能运作，并维持体温。

问题在于，没派上用场的甘油三酯，很容易被吸收到脂肪细胞内并储藏在身体里，造成令人担忧的"肥胖"问题。

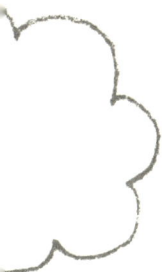

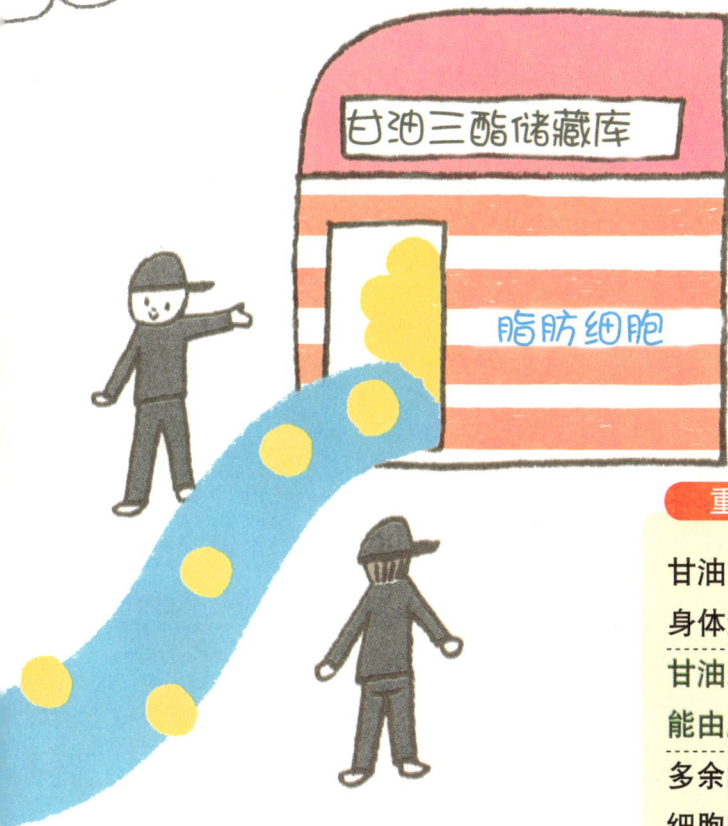

甘油三酯储藏库

脂肪细胞

重 点

甘油三酯是脂肪的一种，可供身体运作的储备能量

甘油三酯可从食物中摄取，也能由肝脏合成

多余的甘油三酯会储存在脂肪细胞中，作为备用能量

储存过多甘油三酯的状态，就叫做"肥胖"

详情参见

P22～P25

甘油三酯值升高，
血液就会变黏稠？

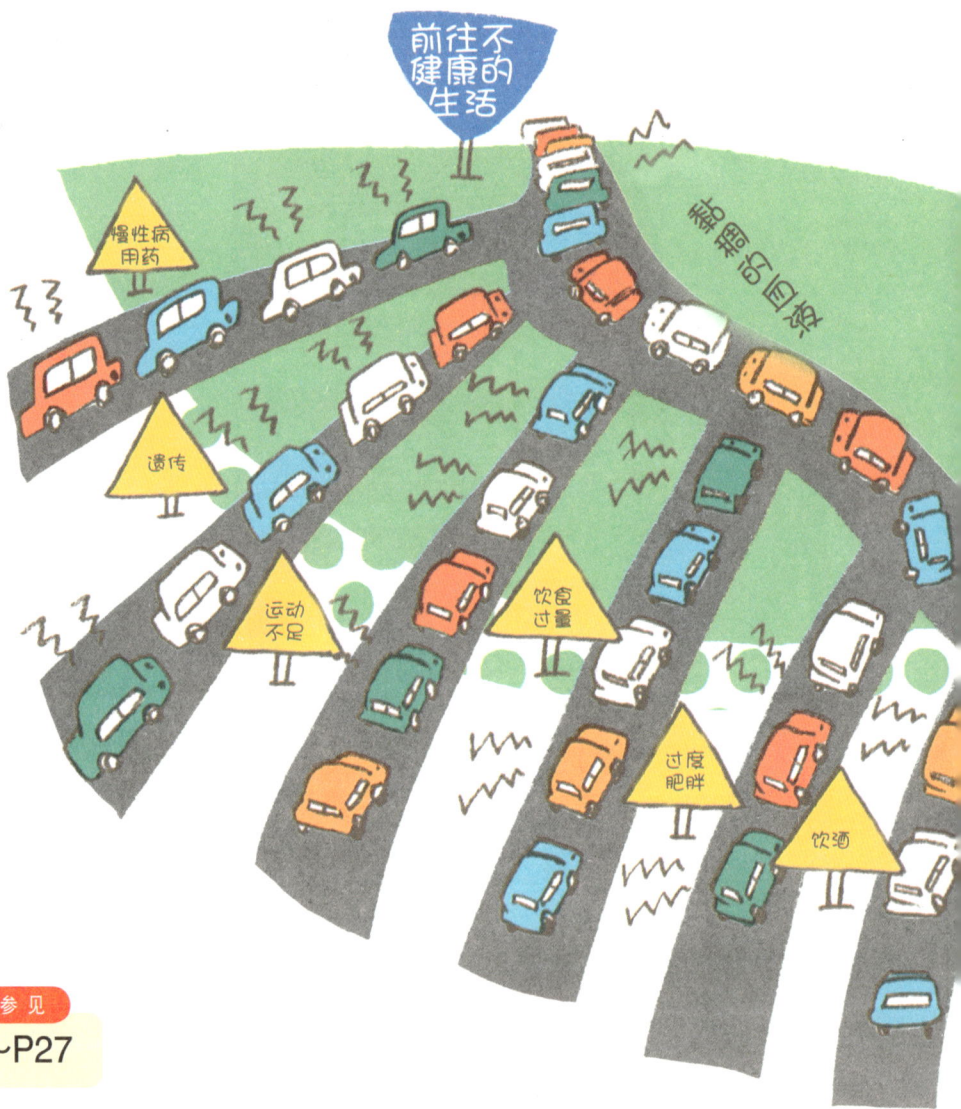

前往不健康的生活

慢性病用药

遗传

运动不足

饮食过量

过度肥胖

饮酒

详情参见

P26～P27

甘油三酯增加会导致血液黏稠

甘油三酯一旦开始囤积，就会造成肥胖，升高血液中的甘油三酯浓度。

经研究发现，甘油三酯数值偏高的人，血液流动不如正常人顺畅，因为甘油三酯会使血液中的细胞变得容易凝结，最后造成血管损伤，导致动脉硬化。

甘油三酯数值偏高的成因来自于饮酒、饮食过量和运动不足。如果我们能够了解甘油三酯的特征，并改善生活习惯，就一定能降低甘油三酯值。为了血管和血液的健康，让我们一起努力吧。

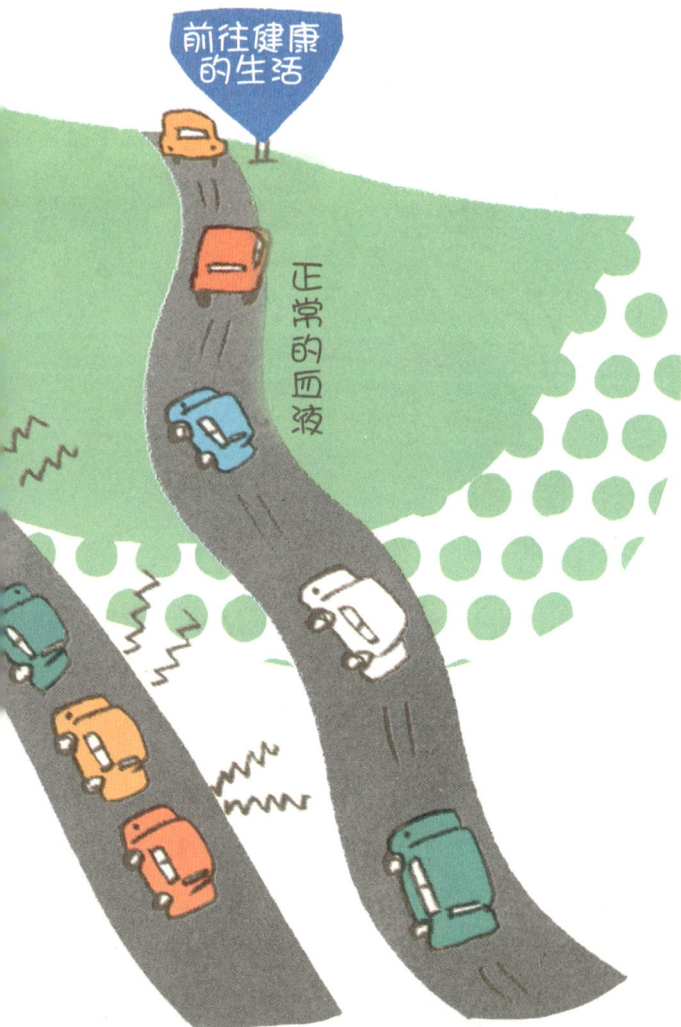

前往健康的生活

正常的血液

重 点

饮酒或饮食过量、运动不足、过度肥胖等，都会导致甘油三酯数值升高

改善生活作息，就能减少甘油三酯

甘油三酯偏高的人，血液一定黏稠

黏稠的血液会对血管造成负荷及损害，加速动脉硬化

甘油三酯引起的
内脏脂肪型肥胖

重点

肥胖分为"皮下脂肪型肥胖"与高危险性的"内脏脂肪型肥胖"

由于荷尔蒙的影响，女性的脂肪容易储存在皮下，男性则容易储存在内脏周围

内脏脂肪型肥胖的最大特征就是：腹部会圆圆鼓起

看起来不胖的人，也可能是内脏脂肪型肥胖中的"隐藏性肥胖"

皮下脂肪型肥胖的特征是：脂肪堆积在腰部周围以及大腿，而且较难消除

内脏脂肪虽然危险，但也容易被当做能量燃烧，所以较容易消除

皮下脂肪型肥胖

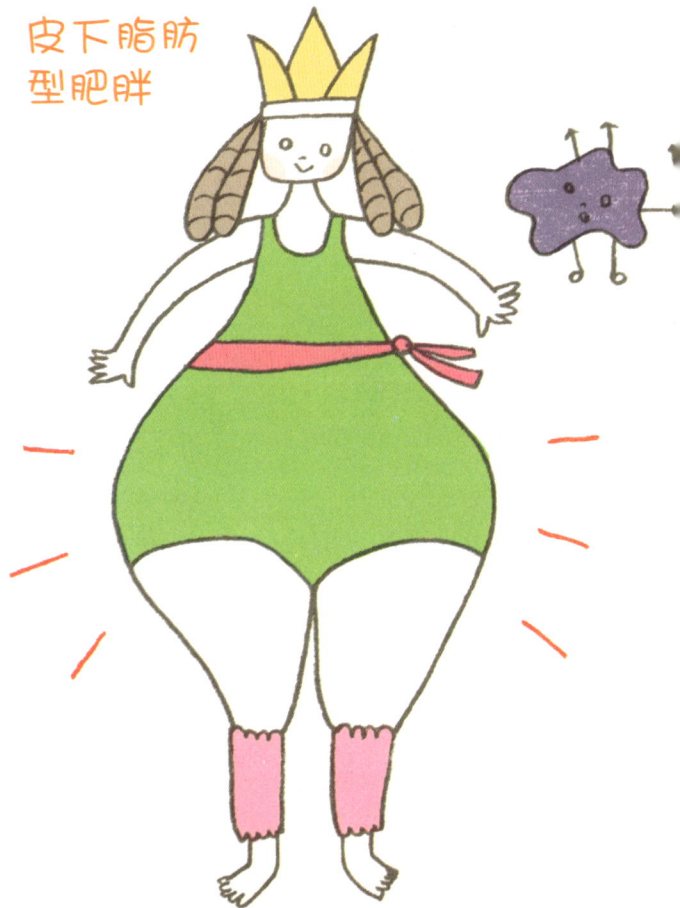

详情参见
P28～P29

性质迥异的两种肥胖

多余的甘油三酯，通常储存在皮下和内脏这两个地方。当脂肪主要堆积在皮下时，称为"皮下脂肪型肥胖"，若主要堆积在内脏周围，则称为"内脏脂肪型肥胖"。这两种不同类型的肥胖，不仅是储存地点不同，影响也大不一样。

受到女性荷尔蒙影响，女性的脂肪较容易堆积在皮下，造成皮下脂肪型肥胖；而男性荷尔蒙则会使脂肪容易堆积在内脏周围，形成内脏脂肪型肥胖。此外还有许多其他的特征，但最应记住的重点，也就是会对健康造成威胁的脂肪是——"内脏脂肪"。

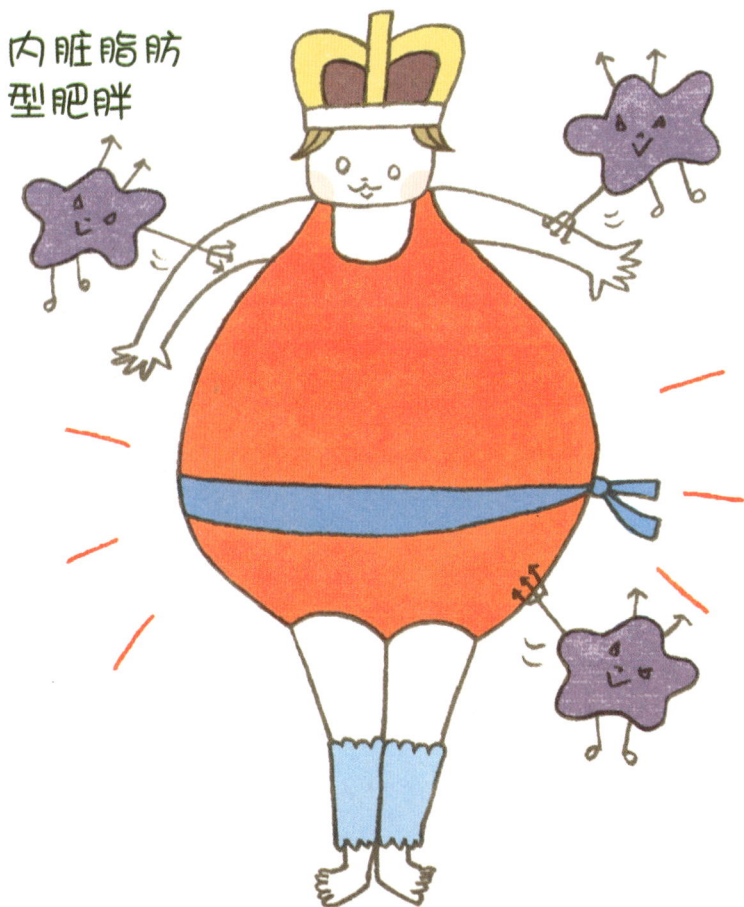

内脏脂肪
型肥胖

甘油三酯累积过多
会导致有害物质增加

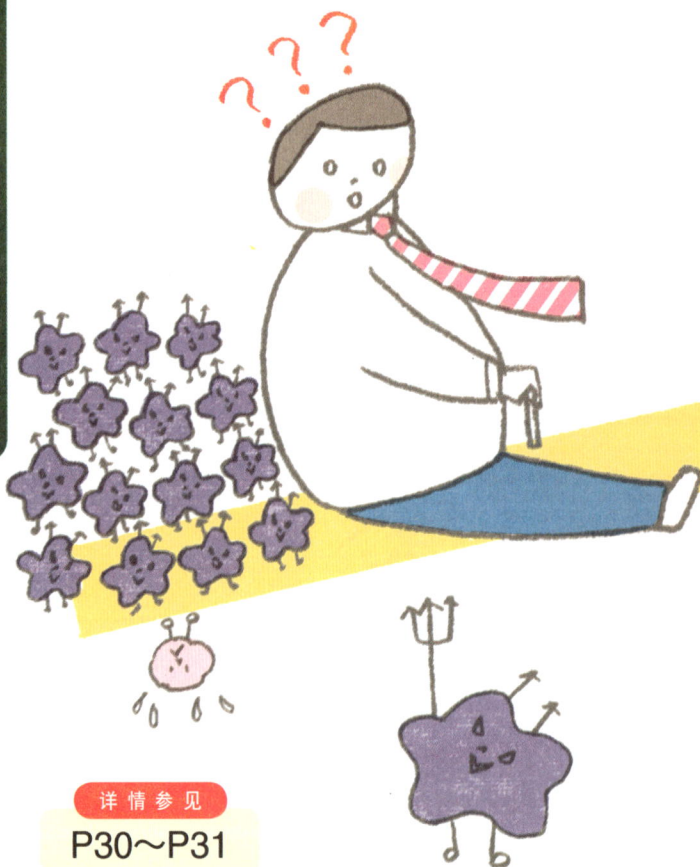

内脏脂肪型肥胖

详情参见
P30～P31

脂肪细胞会分泌类似荷尔蒙的物质

最近经研究发现，脂肪细胞也是一种内分泌器官，它会分泌30种以上类似荷尔蒙的物质，统称为脂肪素（Adipokine），其中有不少会对葡萄糖的代谢和血压造成影响，可依功能分为有益物质和有害物质。

有益物质包括帮助糖分代谢、维护血管健康的脂缔素（Adiponectin），以及抑制肥胖的瘦体素（Leptin）。而有害物质则包括使血糖值上升的TNF-a（肿瘤坏死因子-a），和使血压上升的血管升压素（Angiotensin）等。

一般提到内脏脂肪型肥胖的坏处，就是因为它会减少有益物质，增加有害物质。

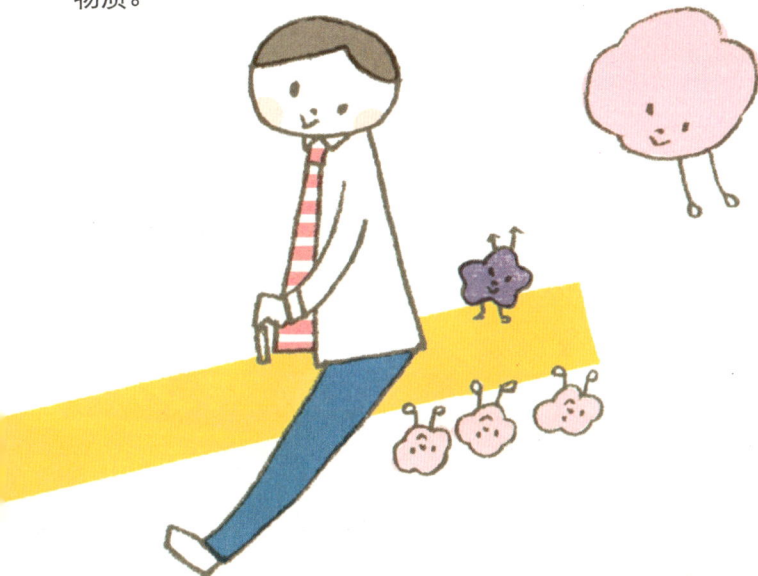

重　点

脂肪细胞会分泌出30种以上类似荷尔蒙的物质

脂肪细胞分泌的物质会影响糖代谢和血压

脂肪细胞分泌的脂肪素可分为有益物质和有害物质

有益物质有助于体内糖类的代谢，使身体不易肥胖

有害物质会使血糖和血压升高

内脏脂肪肥大会减少分泌有益物质、增加有害物质

不早点远离内脏脂肪型肥胖会非常危险

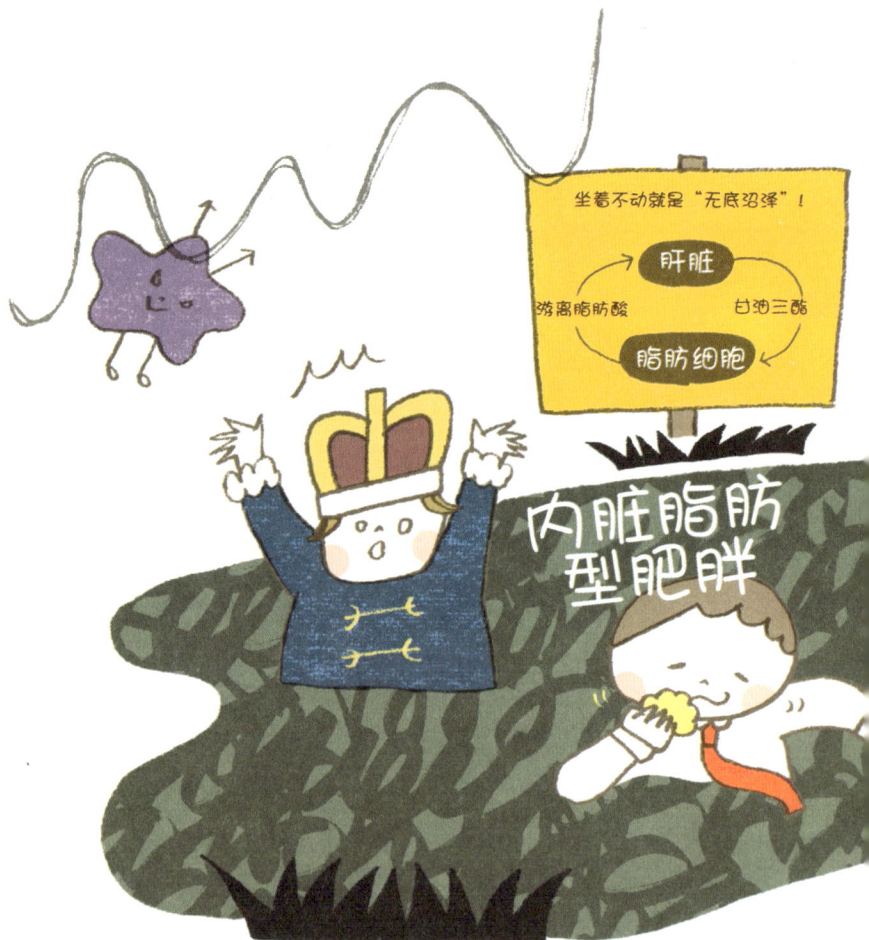

坐着不动就是"无底沼泽"!

肝脏

游离脂肪酸　　　　甘油三酯

脂肪细胞

内脏脂肪型肥胖

详情参见
P32～P33

脂肪呼朋引伴，内脏脂肪的恶性循环

内脏脂肪的特性是容易消除，也容易增加。这其实很麻烦，因为会衍生出甘油三酯的恶性循环。

人体除了从食物（脂质）中吸收甘油三酯外，还会在肝脏内将葡萄糖和游离脂肪酸再合成为甘油三酯，而内脏脂肪则会大量排出游离脂肪酸。

不管再怎么控制油脂摄取量，只要不运动、不消耗能量，就会产生"内脏肥胖→肝脏再合成→内脏脂肪"的恶性循环，永远无法消除肥胖。此外，若摄取过多的碳水化合物，还会强化这种恶性循环。

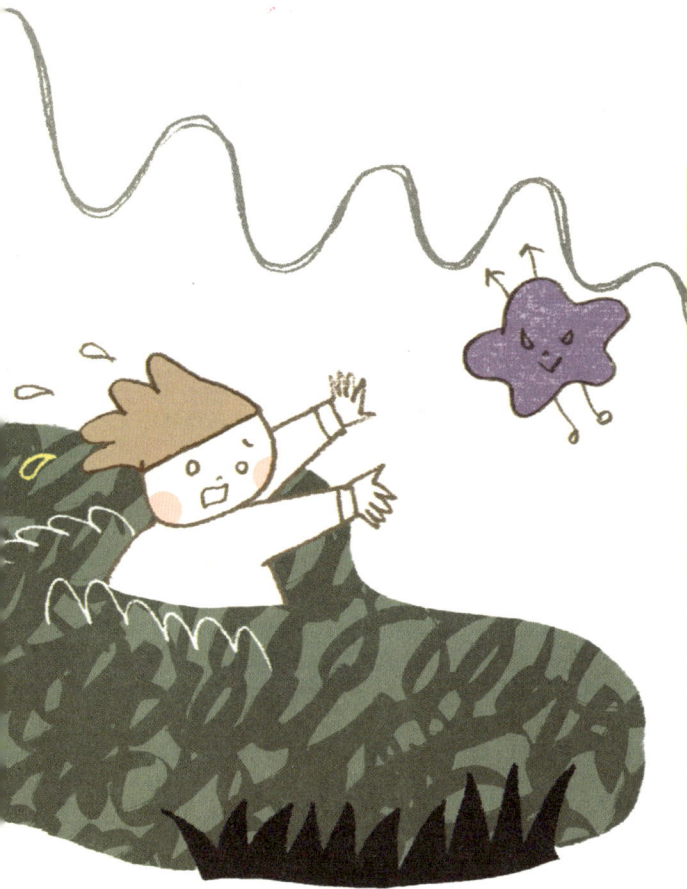

重 点

甘油三酯可以在肝脏合成

酒精、碳水化合物都是合成甘油三酯的原料

即使不直接摄取脂肪，也会产生甘油三酯囤积的"恶性循环"

一旦在能量消耗上懈怠，就会加速恶性循环，内脏脂肪会不断囤积

囤积过多内脏脂肪，就会诱发血脂异常症、动脉硬化等的疾病

内脏脂肪型肥胖
会诱发疾病

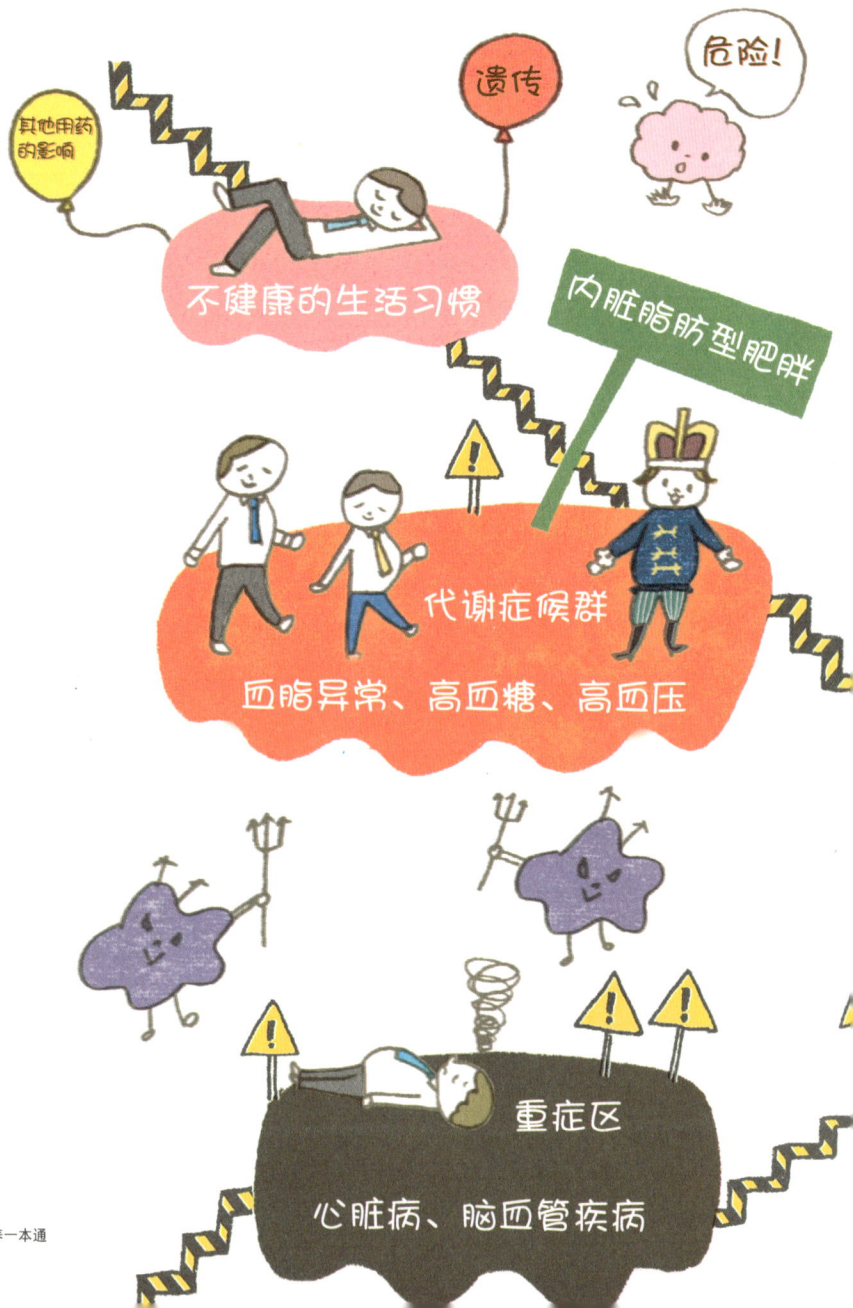

其他用药的影响

遗传

危险!

不健康的生活习惯

内脏脂肪型肥胖

代谢症候群

血脂异常、高血糖、高血压

重症区

心脏病、脑血管疾病

详情参见
P38～P39

最可怕的内脏脂肪，可能诱发生活习惯病

　　长期的内脏脂肪型肥胖，最可怕之处在于导致动脉硬化。动脉硬化越严重，血管就越狭窄，再加上荷尔蒙的影响，诱发血脂异常症（高脂血症）、高血压、糖尿病等疾病，最后，导致诱发心脏、脑血管等重大疾病。此外，诸如血脂异常等相关危险因子越多，重大疾病发病的概率也越大。

　　心肌梗死或脑梗死一旦发病，对今后的人生会有很大的影响，是十分严重的疾病。所以，只有预防万恶之源——"内脏脂肪型肥胖"，才能达到"健康长寿"的目标，活得快乐长久。

重　点

长期的内脏脂肪型肥胖，会演变成动脉硬化

内脏脂肪型肥胖也是血脂异常、高血压、高血糖的诱因

易引发心肌梗死、脑梗死等重大疾病

能否减少内脏脂肪，是健康长寿的关键

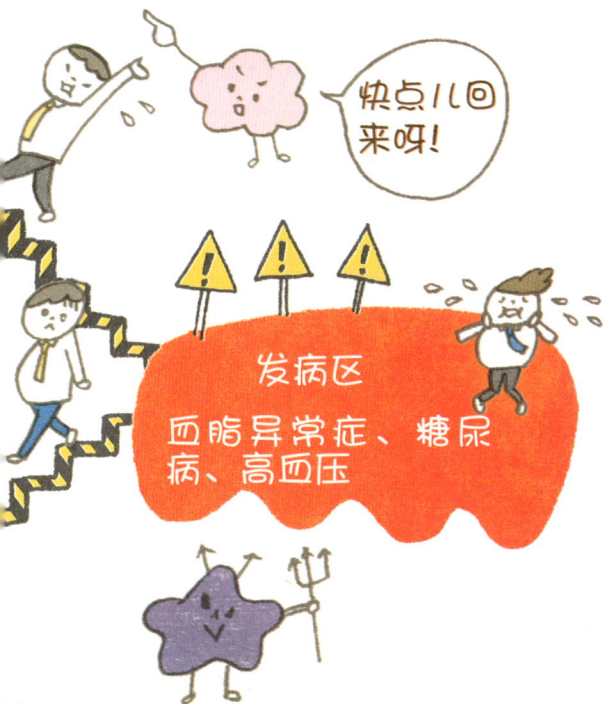

快点儿回来呀！

发病区
血脂异常症、糖尿病、高血压

等到发病为时已晚，
快回到腹部脂肪不囤积的生活

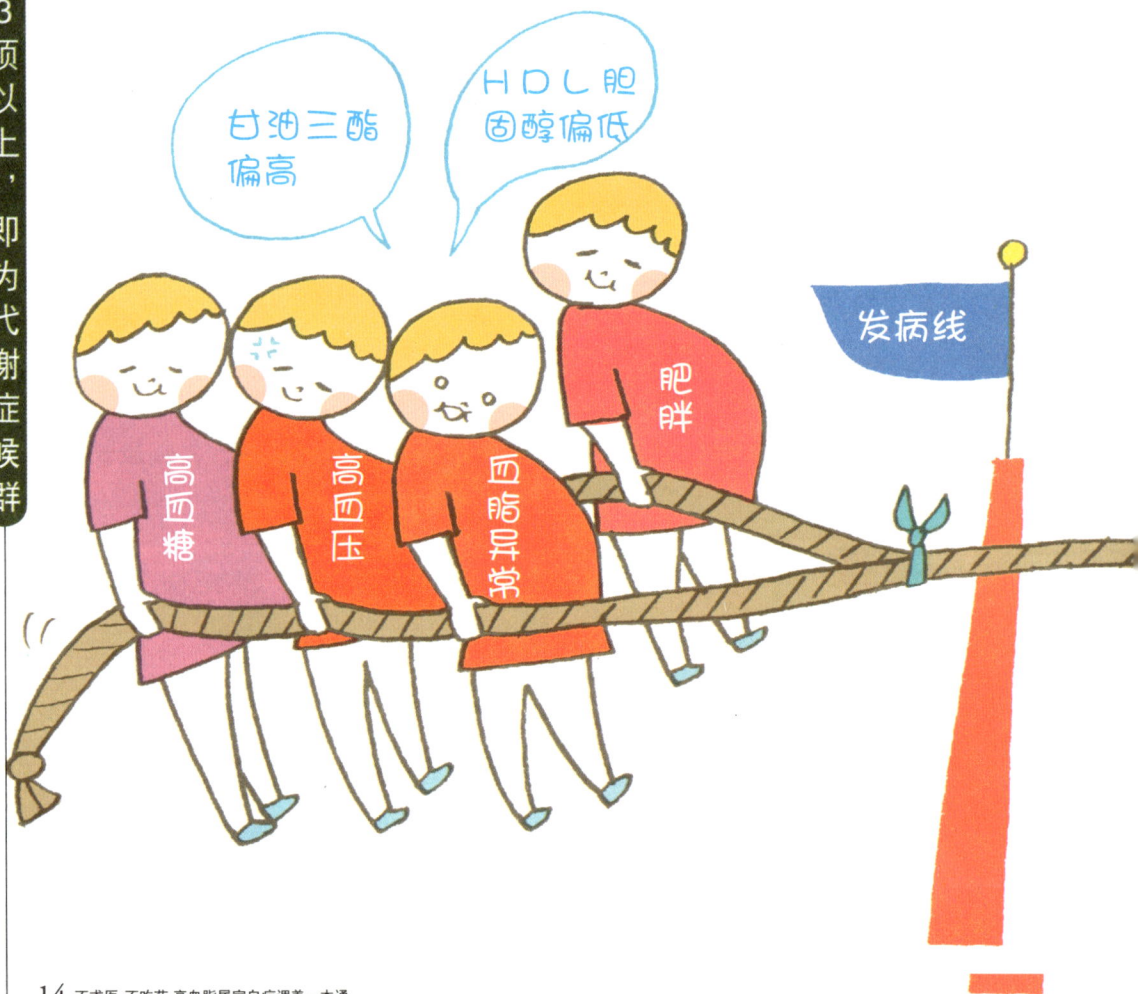

甘油三酯偏高

HDL胆固醇偏低

肥胖

发病线

高血糖

高血压

血脂异常

代谢症候群应受到足够重视

代谢症候群的诊断标准为：肥胖、血脂异常（甘油三酯偏高、HDL胆固醇偏低）、高血压、高血糖5项，若符合3项以上者，即确定患病。代谢症候群所占死亡率百分比为30.4%，超过名列10大死因榜首的癌症，对生命的威胁不容忽视。据体检数据显示，不到40岁，高达1/2的上班族已经有了高血压、高血脂、腰围增加等部分症状。

正如前文所述，代谢症候群会带来种种生活习惯病，也会提高患重大疾病的风险。因此，养成不累积、甚至减少腹部脂肪的生活是极为重要的任务。

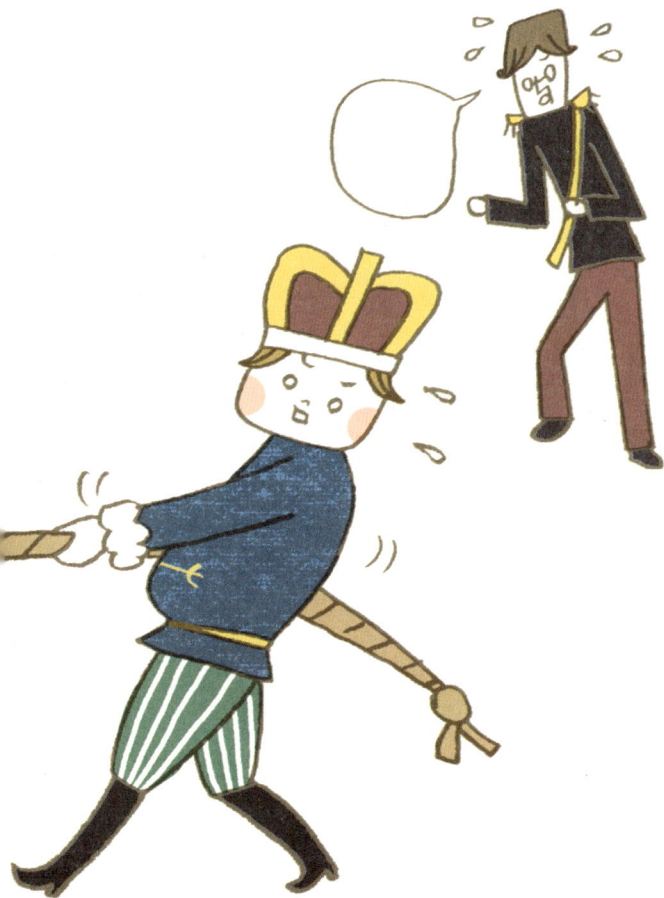

重 点

内脏脂肪，最受人关注的危险就是代谢症候群

在体检中5项检查数据符合3项以上者，即诊断为代谢症候群

注意内脏脂肪，养成不囤积脂肪的生活习惯

详情参见

P42～P49

有效降低甘油三酯的
饮食生活重点

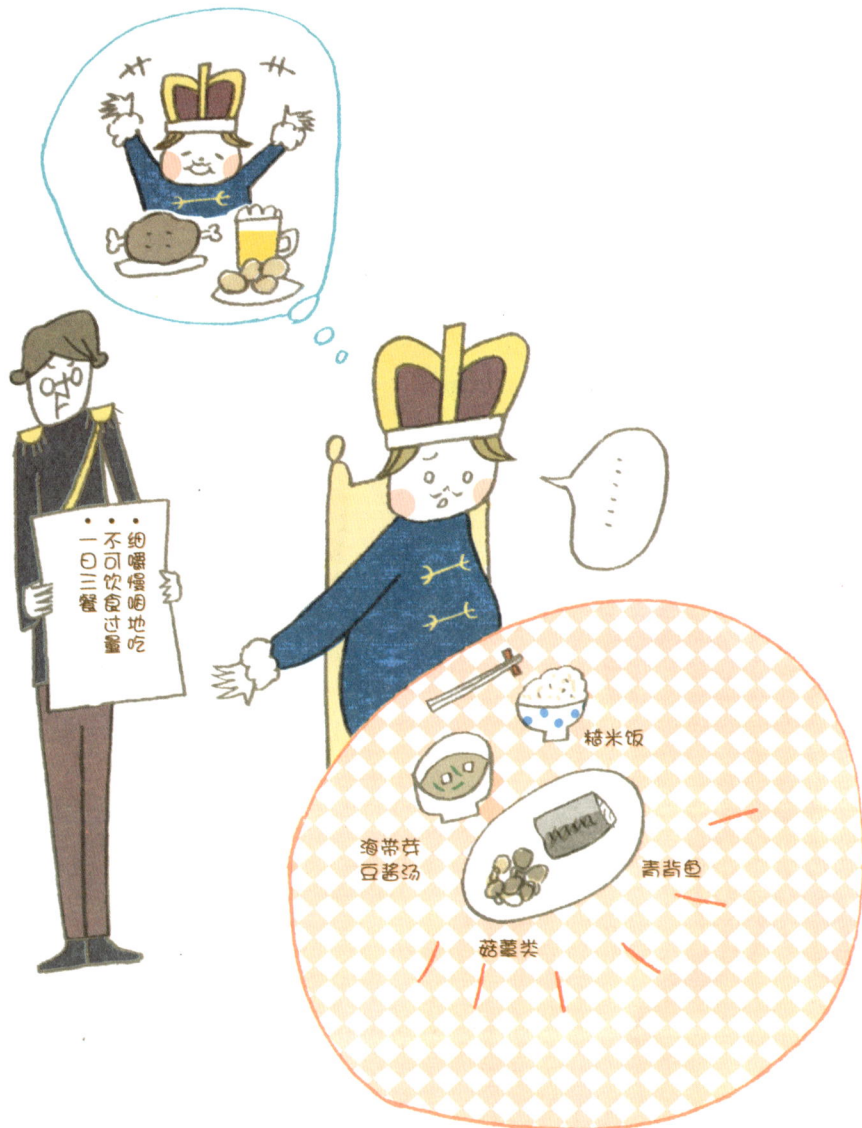

细嚼慢咽地吃
不可饮食过量
一日三餐

糙米饭

海带芽
豆酱汤

青背鱼

菇薯类

考虑均衡营养，适量摄取最重要

甘油三酯增加的主因是饮食，吃得太多甘油三酯值自然会上升。首先，从遵守每天适当的卡路里摄取量开始，改正饮食过量的不良习惯，细嚼慢咽地吃，自然而然就能预防饮食过量。

在饮食疗法上，并不需要极端控制饮食，重点在于必要的时刻摄取必要营养。除了三大营养素（碳水化合物、蛋白质、脂质）之外，也要从富含维生素、矿物质、膳食纤维的食物中摄取足够营养。此外，青背鱼具有降低甘油三酯的功效，务必经常食用。

所谓的必要时刻，是指早、午、晚三餐。不吃早餐，或是睡前吃东西，都会增加甘油三酯的囤积，而甜食和零食的摄取更要特别注意。

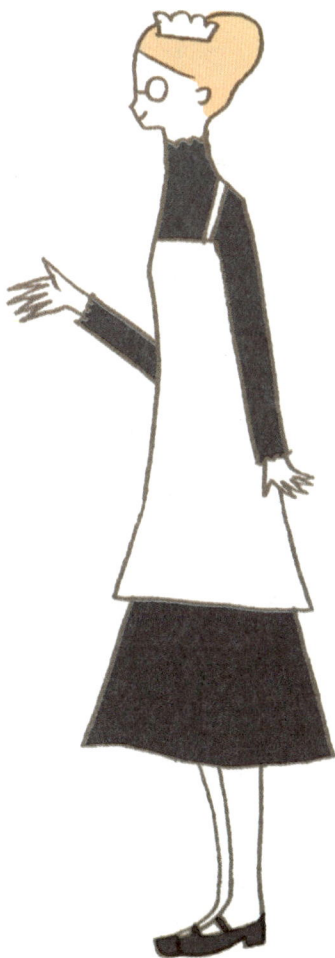

重 点

每天按时摄取三餐

不吃早餐、吃夜宵，都是不好的饮食习惯

注意卡路里摄取，不要饮食过量

细嚼慢咽地吃

多吃富含膳食纤维的蔬菜、菇蕈类和海藻类

积极摄取青背鱼类

节制摄取甜食、油炸食品、酒、零食及快餐食品

详情参见

P66～P67

P72～P73

烫青菜

利用**运动**燃烧脂肪和改善**生活习惯**，降低罹患疾病的风险

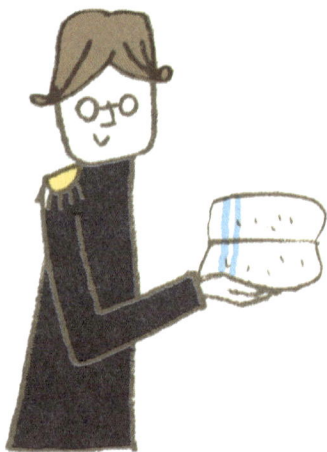

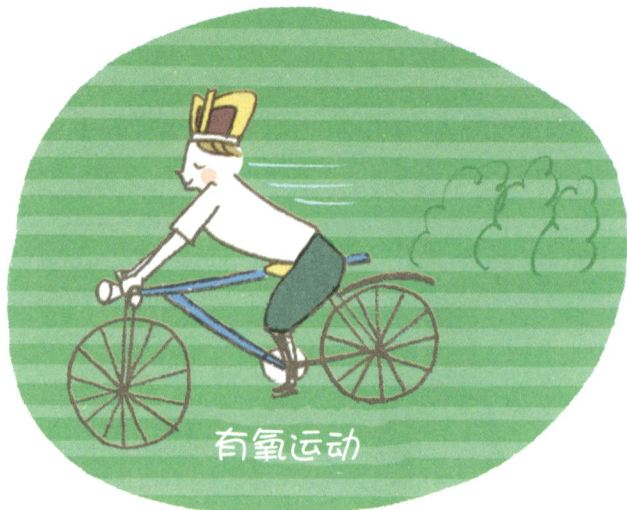

有氧运动

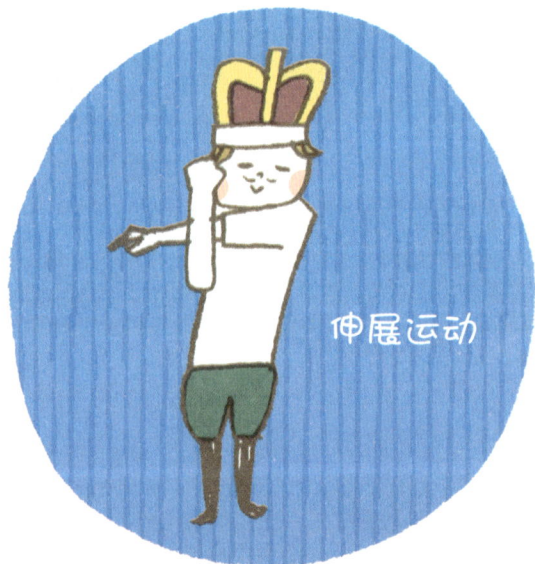

伸展运动

详情参见

P126～P159

利用运动燃烧脂肪，打造不易肥胖的体质

不运动，光靠控制饮食来减少脂肪，体力容易衰退，身体也容易疲倦，此外，当基础代谢下降，会变成容易反弹的体质，所以请大家养成运动的习惯。

这里指的"运动"并非常识里的"体育竞赛活动"，而是指活动身体。例如积极地打扫、走路等，请大家在每天的生活中，尽可能地活动身体吧！

燃烧脂肪最有效的方法就是有氧运动，建议做些不会造成身体负担的运动，诸如走路、骑自行车等。

多做肌力运动，不仅能加强基础代谢，也让脂肪在身体内不易储存。

除了从事安全、有效的运动，还可以做伸展运动，增强柔软性，也能达到消除疲劳的效果。

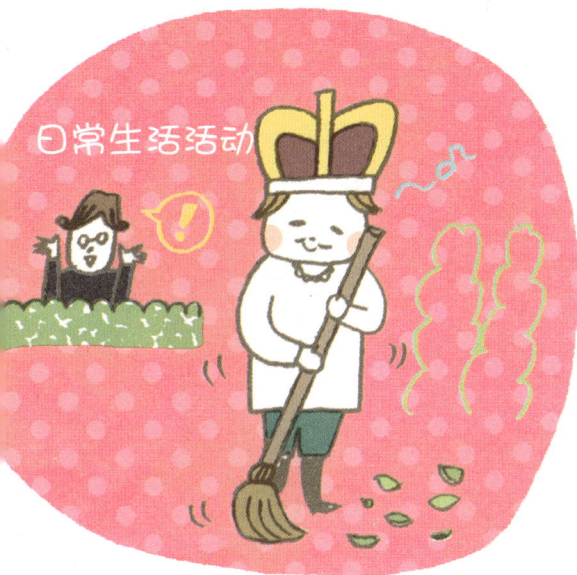

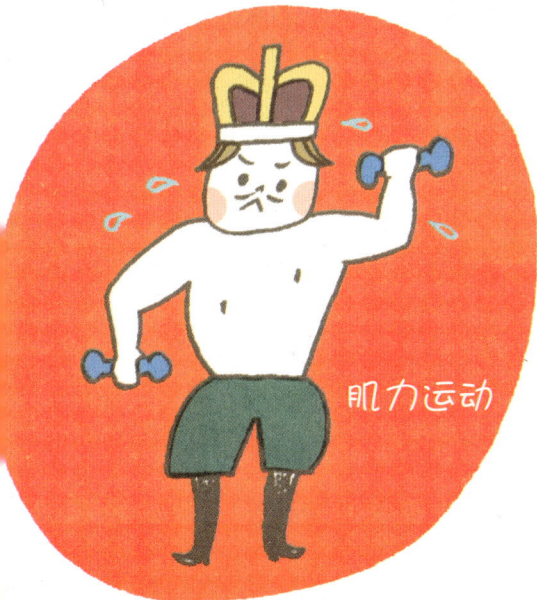

日常生活活动

肌力运动

重点①

增加日常生活活动量

利用有氧运动燃烧脂肪

利用肌力运动加强基础代谢

利用伸展运动保持运动效果

19

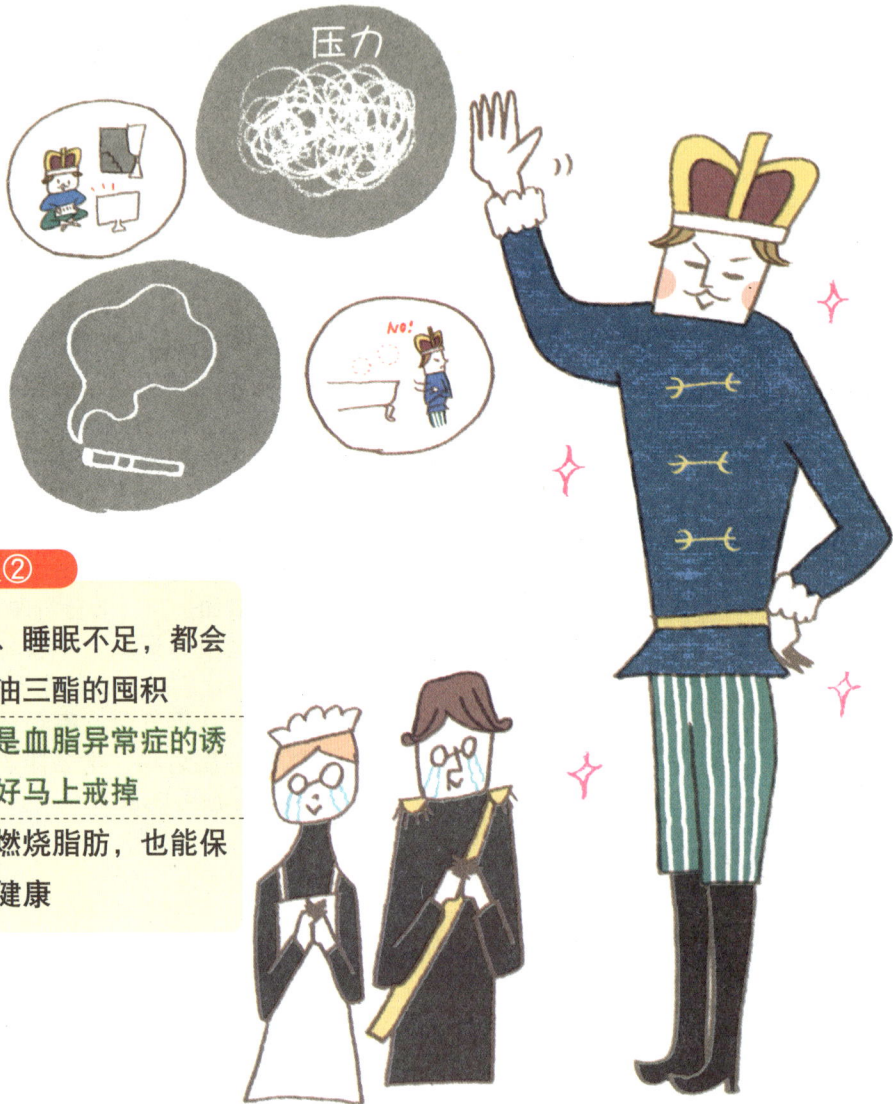

压力

重点②

压力大、睡眠不足，都会增加甘油三酯的囤积

吸烟也是血脂异常症的诱因，最好马上戒掉

泡澡能燃烧脂肪，也能保证身体健康

重新审视混乱的生活习惯

　　不管是饮食疗法还是运动疗法，如果不重新审视并改善生活习惯，甘油三酯值还是无法降低。吸烟、睡眠不足、长期压力都是造成代谢异常、增加甘油三酯的原因，为保证健康，请立即改善生活习惯。

　　泡澡可促进血液循环、燃烧脂肪，有效改善甘油三酯值，不妨经常泡澡。

第二章

甘油三酯导致内脏脂肪型肥胖

【甘油三酯的原理】

了解甘油三酯如何在体内运作?
囤积过多的甘油三酯,又会有何影响?
本章将逐一说明甘油三酯的功能、影响以
及如何导致肥胖。

甘油三酯是驱动身体的储备能量

　　甘油三酯是身体运作的重要能量来源，多余的部分会储藏在脂肪细胞里，以备能量不足时使用。

是油脂的一种，过量也会引起肥胖

　　甘油三酯是储存在我们体内的一种脂质，又称为"**血脂值**"，体内脂肪组织中含量最多的就是甘油三酯。

　　甘油三酯的一大功能，就是为身体活动提供能量。它有储存能量的特性，因此有"储存性脂肪"之称，**游离脂肪酸**也是其中之一。胆固醇和磷脂也是脂质，但不像甘油三酯那样会转换为能量，而是作为细胞膜等身体结构的材料，所以有"构造性脂肪"之称。

　　甘油三酯会在肌肉等不同组织中作为能量使用，但剩余的部分都会储存在脂肪组织的脂肪细胞中。当储存量超过一定的数值时，就会导致肥胖。

甘油三酯的功能

　　一般人对甘油三酯的印象很差，认为它是"肥胖之源"。但事实上，它是身体不可或缺的重要成分，主要功能大致可分为3种。

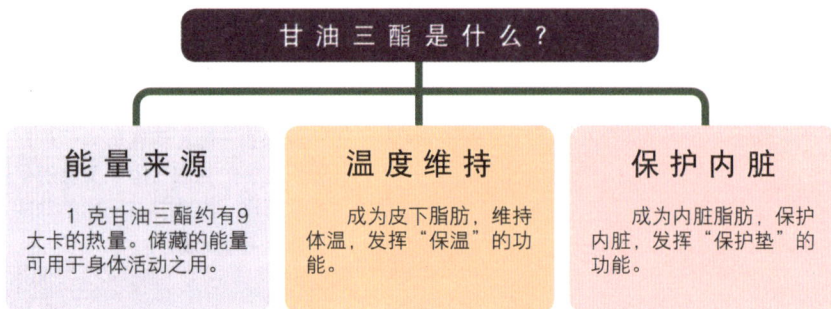

甘油三酯是什么？

能量来源	温度维持	保护内脏
1克甘油三酯约有9大卡的热量。储藏的能量可用于身体活动之用。	成为皮下脂肪，维持体温，发挥"保温"的功能。	成为内脏脂肪，保护内脏，发挥"保护垫"的功能。

甘油三酯之外的脂质

　　体内除了甘油三酯之外，还有3种脂质。游离脂肪酸和甘油三酯相同，都是"储藏能量的脂质"（储存性脂肪），而胆固醇和磷脂则是"构成身体结构的脂质"（构造性脂肪）。

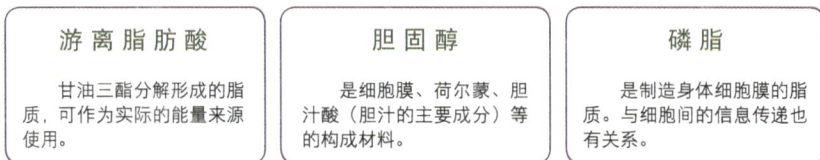

游离脂肪酸	胆固醇	磷脂
甘油三酯分解形成的脂质，可作为实际的能量来源使用。	是细胞膜、荷尔蒙、胆汁酸（胆汁的主要成分）等的构成材料。	是制造身体细胞膜的脂质。与细胞间的信息传递也有关系。

（正常状态下，体内的糖转换过程）

肥胖，是因为日常活动或基础代谢所消耗的能量与摄取量不平衡，造成"消耗小于摄取"的结果。

正常

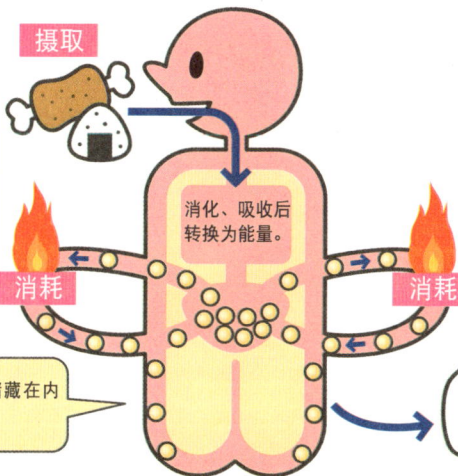

基础代谢
燃烧能量，活动身体。

- 呼吸
- 维持体温
- 心跳
- 消化
等

摄取

消化、吸收后转换为能量。

消耗　　**消耗**

日常活动
活动身体、思考事物等需要的能量。

- 走路
- 饮食
- 洗澡
- 工作等

多余的能量储藏在内脏或皮下。

随着代谢产生的垃圾毒素一起排出体外。

肥胖

饮食过量

血脂异常症 等

异常的代谢

摄取

压力　　运动不足

不规律的生活

消化、吸收后转换为能量。

基础代谢

消耗

日常活动

消耗

脂肪累积在小肠或肝脏等内脏周围。

脂肪累积在皮肤底下。

成为内脏脂肪　　**成为皮下脂肪**

由食物到甘油三酯的转换流程

我们摄取的脂质会在体内分解成为甘油三酯。但是，其他的营养素也会在体内转化成甘油三酯，这就是饮食上的陷阱。

从摄取食物到转换甘油三酯的过程

相信很多人都有"摄取富含油脂的食物或肥肉，甘油三酯就会增加"的概念。

这的确是一个事实，但如果你以为"减少油脂摄取即可"，然后安心地每天吃好几碗白饭、畅饮酒精饮料和含糖饮料，那可就大错特错了，因为，这种饮食生活并不能减少甘油三酯。

甘油三酯有两种类型，一种是由脂肪制造，另一种是由糖类和蛋白质制造。在此，我简单地为大家说明一下甘油三酯的形成过程：从食物摄取的甘油三酯，经过小肠里分泌的消化液——胆汁和胰液所含的脂肪分解酶作用下，分解为较容易吸收的游离脂肪酸和甘油，被小肠细胞吸收后，组成甘油三酯并加入一些特定脂蛋白，最后在血液的载送下，运送到全身。

糖类和蛋白质合成的甘油三酯

糖类（葡萄糖）与蛋白质（氨基酸）也会转变成甘油三酯。但是，蛋白质会先转换为糖类，然后再转为甘油三酯，所以，就结论来说，蛋白质跟糖类转换为甘油三酯的流程相同。

米饭、面条、砂糖等糖类通过唾液、胰液、肠液的作用，转换为葡萄糖，经小肠吸收后，运送到血液中。血液中大多数的葡萄糖和甘油三酯一样，都是当成能量来使用，多余的部分则送到肝脏储存。

肝脏可说是甘油三酯的制造工厂。从别处运来的葡萄糖，与脂肪细胞释放出来的游离脂肪酸在此合成，制造出新的甘油三酯。

从脂肪转换的甘油三酯，被称为"外源性甘油三酯"，在肝脏合成的甘油三酯被称为"内源性甘油三酯"。

糖类、蛋白质与脂质的特征

糖类（碳水化合物）、蛋白质与脂质是身体不可或缺的养分，所以又称为"三大营养素"。它们不仅各司其职，而且还能配合需要，成为其他营养的合成材料，互相作用。

糖类（碳水化合物）

● 葡萄糖是人体能量的来源（尤其是脑部不可或缺的养分）
● 会配合需要合成为甘油三酯

蛋白质

● 是肌肉、皮肤、内脏的构成材料
● 会配合需要转换为葡萄糖或甘油三酯（饥饿状态时）

脂质

● 储藏起来，成为储备能量的来源
● 是细胞膜或荷尔蒙的构成材料
● 维持体温
● 保护内脏

（ 食 物 在 体 内 转 换 为 甘 油 三 酯 的 流 程 ）

下图是甘油三酯在体内的转换流程。体内甘油三酯的增加，不仅是因为摄取了过多脂质，摄取过多糖类（碳水化合物）也是主要的原因。脂质和糖类在体内转换为甘油三酯的不同过程，可参照下图。

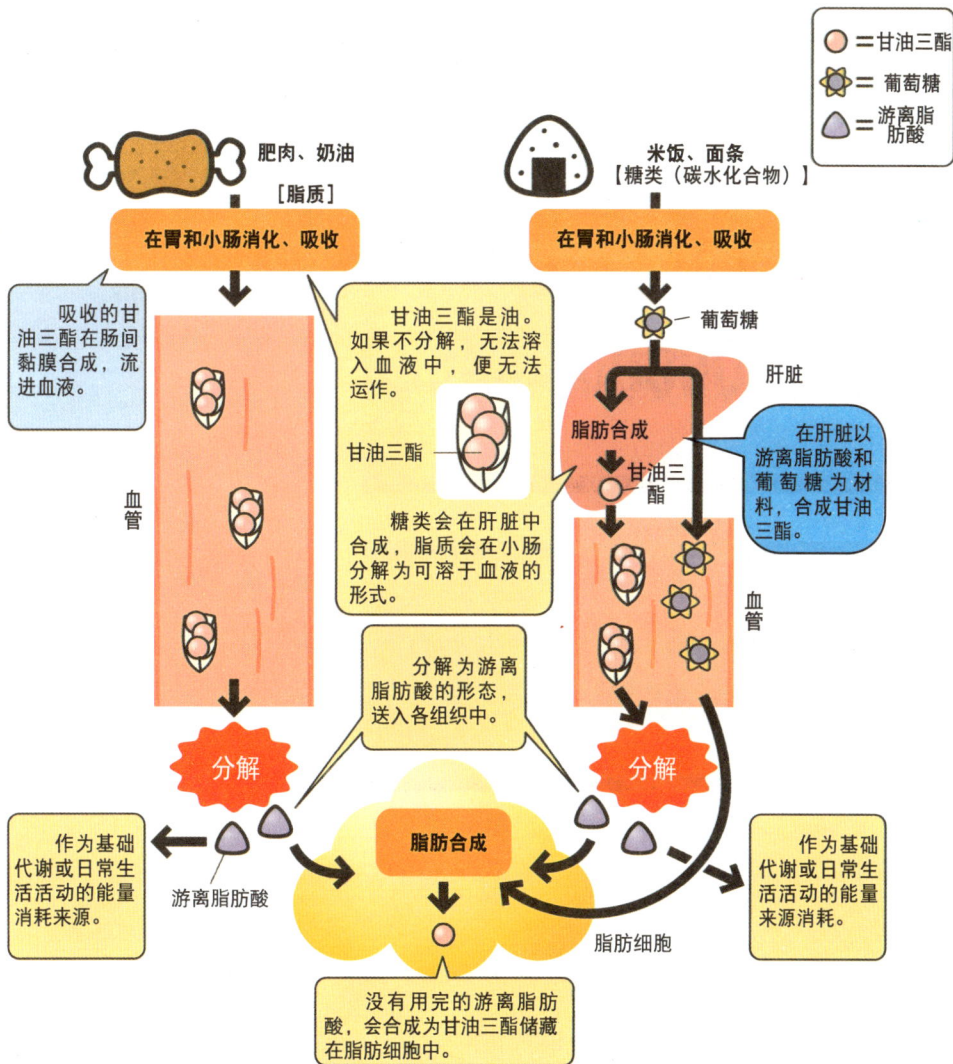

○ = 甘油三酯
✶ = 葡萄糖
△ = 游离脂肪酸

肥肉、奶油
【脂质】

在胃和小肠消化、吸收

吸收的甘油三酯在肠间黏膜合成，流进血液。

甘油三酯是油。如果不分解，无法溶入血液中，便无法运作。

甘油三酯

糖类会在肝脏中合成，脂质会在小肠分解为可溶于血液的形式。

血管

米饭、面条
【糖类（碳水化合物）】

在胃和小肠消化、吸收

葡萄糖

肝脏

脂肪合成

甘油三酯

在肝脏以游离脂肪酸和葡萄糖为材料，合成甘油三酯。

血管

分解为游离脂肪酸的形态，送入各组织中。

分解

分解

作为基础代谢或日常生活活动的能量消耗来源。

游离脂肪酸

脂肪合成

作为基础代谢或日常生活活动的能量来源消耗。

脂肪细胞

没有用完的游离脂肪酸，会合成为甘油三酯储藏在脂肪细胞中。

25

甘油三酯值为什么会上升?

饮食过量、饮酒过量、运动不足等原因，都会让甘油三酯值升高。
而且数值越高，血液就越黏稠。

（ 甘油三酯值升高会使血液变黏稠 ）

这是用"MC-FAN"检测（microchannel array flow analyzer）测量微血管中血液流动的情形。血液流向是从图片上方流向下方，其目的在于检测血液通过六角形格子的时间和血液流动的状态。

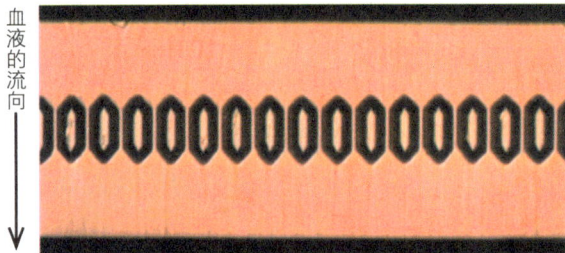

血液的流向

正常人
血液是清澈的

血液的成分之一——红血球具有柔韧性，可以顺畅地通过空隙。白血球和血小板也不会凝结，流动的速度很快，所以肉眼看不出这些成分。

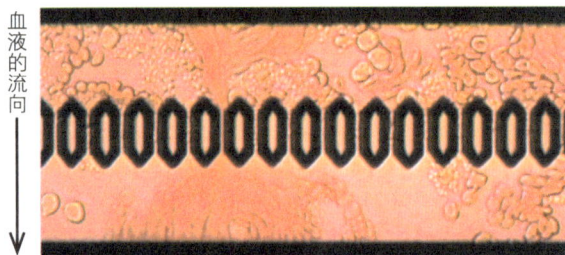

血液的流向

甘油三酯高的人
血液是黏稠的

当甘油三酯转换为能量消耗时，会出现燃烧之后的"残留物"（参照 42 页）。这种成分会提高血小板的凝结作用，使血液出现黏着性，影响血液的流动。

上升的最大原因是混乱的生活习惯

血液检查中，可以检测出血液中甘油三酯的含量。

如果，在血液检查时，出现**"甘油三酯值偏高"**的状况，表示血液中含有大量的甘油三酯，同时也意味着"全身上下有很多甘油三酯"。

那么，为什么甘油三酯的数值会升高呢？原因如下：
首先，混乱的生活习惯，例如不良的饮食习惯、不规律的生活等，都是主要原因。

摄取过多的油炸食物和肉类脂肪，以及摄取过量的糖类或酒精时，都会导致甘油三酯值上升（参照 24 页）。

除此之外，由于运动不足而造成热量消耗过低时，甘油三酯也会升高，因此说肥胖是甘油三酯增加的结果。

（ 甘油三酯升高的6大因素 ）

如果能量的摄取与消耗维持平衡状态，甘油三酯值就不会升高。当甘油三酯数值升高时，一定有其原因。

饮酒

酒精能让身心放松、加快血液循环，但酒精饮料几乎是由糖类（碳水化合物）所构成，而且是最容易被人体吸收的单糖类中的葡萄糖。摄取过量的酒精饮料，多余的葡萄糖就会转变成甘油三酯，造成甘油三酯增加。

肥胖

当身体里累积过多脂肪造成肥胖，就是甘油三酯累积过多的确凿证据。肥胖既是甘油三酯值升高的原因，也是结果。

饮食过量

食物中含有各种不同的营养，当食用量增加时，就表示脂质和糖类摄取量也增加，最后导致甘油三酯值增加。

遗传

有人认为亚洲人都有容易累积甘油三酯的"节约基因"。有一种基因疾病叫做"type IV 脂质蛋白表现型"，为家庭性遗传疾病，需要到专科医院治疗。

运动不足

身体累积的脂肪可以通过运动转换为能量。当运动不足时，甘油三酯便无法转换为能量消耗掉，所以数值也就无法降低。

其他慢性病以及药物

若有免疫、肝脏、肾脏方面疾病，或者是使用药物（利尿药、类固醇、部分降压药）的患者，都会使甘油三酯值增加。

甘油三酯值的诊断

胰脏功能	淀粉酶	40～122 IU／l	74		A
脂质、尿酸	总胆固醇	120～219 毫克／分升	↑250		
	HDL 胆固醇	40～85 毫克／分升	68		
	LDL 胆固醇	65～139 毫克／分升	↑153		F
	甘油三酯	30～149 毫克／分升	104		
	尿酸	3.8～7.0 毫克／分升	6.1		
	β-脂蛋白	230～680 毫克／分升			
	肌酸酐	0.61～1.04 毫克／分升	0.98		
	尿素氮	8.0～20.0 毫克／分升	15.3		

检查的结果中写着"甘油三酯"（TG）的项目，就是甘油三酯数值。（写法依各医院而略有差异。）

甘油三酯数值的判定标准

150毫克/分升

以上要注意!

遗传的影响占三至四成

有人认为"家族性的甘油三酯值偏高，是因为体质的影响"。在近期的研究中提出容易储藏甘油三酯的节约基因（thrifty genes）假说（参照 31 页），的确有些人的甘油三酯，是因基因异常的疾病而增加。

遗传当然是原因之一，但并不仅是遗传造成的。一般甘油三酯的上升原因，**基因的影响占三至四成，饮食生活等生活习惯的影响则占六至七成**。所以，即使基因有问题，只要调整生活习惯，甘油三酯值就不会上升。

此外，本身有免疫性疾病，或长期服用类固醇等药物的患者，也会导致甘油三酯数值上升。

看过来!

甘油三酯过低也不行?

甘油三酯数值过低，表示身体的活动能量不足，容易引起疲劳、发冷、贫血、月经异常等。由于脂肪分泌到身体的必需物质减少，因此也会造成免疫系统、荷尔蒙失调。

27

甘油三酯引起的肥胖：
内脏脂肪型和皮下脂肪型

多余的甘油三酯主要储存在肚子周围和皮下两个地方。过多的皮下脂肪和内脏脂肪虽然都会造成肥胖，但两者的"内容"完全不一样。

肥胖的判定标准

肥胖的判定方法有很多种，作为标准被广泛使用的是由身高和体重计算出的"BMI"（身体质量指数，Body mass Index）。

BMI的计算方法				判定标准	
BMI= 体重（千克） ÷ 身高（米） ÷ 身高（米）				BMI<18.5	过瘦
				18.5≤BMI<24	正常
例如：当身高 170 厘米、体重 70 千克时：				24≤BMI<27	过重
				27≤BMI<30	轻度肥胖
BMI= 70 ÷ 1.7 ÷ 1.7 = 24.2				30≤BMI<35	中度肥胖
				BMI≥35	重度肥胖

是体脂肪的本体，依储存部位区分类型

我们一般所说的"身体里囤积太多脂肪"中提到的"脂肪"，其实就是吸收甘油三酯的脂肪细胞集合体。

由于脂肪附着在身体里，所以也称为体脂肪。体脂肪含量是否正常可以利用BMI等数据来判断。BMI 正常标准为 18.5～24，若数值超过 24 就视为肥胖。

造成肥胖的脂肪，主要储存在皮下和肚子周围。脂肪细胞虽然全身上下皆有，**不过主要集中在皮下与腹腔（内脏所在的位置）。**

皮下脂肪与内脏脂肪的功能大不相同。因脂肪累积的部位不同，所呈现出的肥胖形态也相异。

女性多为皮下脂肪型，男性多为内脏脂肪型

①皮下脂肪型肥胖

皮下脂肪是指皮肤与肌肉之间的脂肪，它具有缓和外在冲击的保护垫作用以及防止体温外泄的保温层功能。因皮下脂肪过多而导致肥胖的类型多为女性，因脂肪容易累积在下腹部、臀部以及大腿等部位，又称为"梨形肥胖"。

②内脏脂肪型肥胖

内脏脂肪是指附着在腹腔内肠系膜的脂肪，它具有防止内脏偏移、相撞的保护垫功能。因内脏脂肪过多造成的肥胖，称为"苹果形肥胖"。此类型的肥胖，男性多过女性。

虽然肥胖都会对健康造成影响，但两者之中，内脏脂肪对健康造成的有害影响更大，所以内脏脂肪型肥胖者需特别注意。

（ 安全的肥胖与危险的肥胖 ）

从脂肪囤积的位置来区别，肥胖类型可以分为皮下脂肪型肥胖和内脏脂肪型肥胖两种。这两种肥胖的特征如下：

皮下脂肪型肥胖

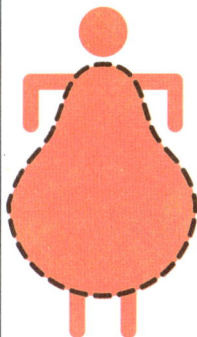

- 比内脏脂肪难消除
- 脂肪主要分布在腰部周围和大腿

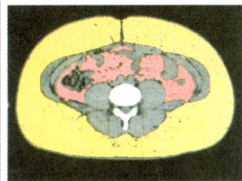

内脏周围脂肪较少，皮肤和肌肉之间有大量脂肪（黄色的部分）。

黄　皮下脂肪
粉　内脏脂肪

内脏脂肪型肥胖

- 比皮下脂肪容易消除
- 脂肪主要分布在肚子上

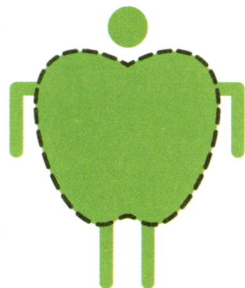

这是 CT（电脑断层扫描摄影）的腹部剖面图。由此可见腹腔周围有大量的脂肪（粉红色部分）。

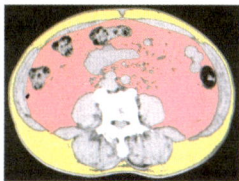

体脂肪就是指全身上下的脂肪

体脂肪率指的是体内所含脂肪的比率。以体重50千克、体脂肪率25%为例，其脂肪含量的算式即为 $50×0.25$，表示体内有12.5千克的脂肪。

说到体脂肪率，很多人会想到市面卖的体脂计。家庭用的体脂计是运用电阻原理，利用体脂肪不导电、水分导电的特性，当电阻越大，体脂肪就越高。因此，运动或沐浴后测得的数据就不正确。

以同样条件（例如起床后、早餐后、睡眠前等），在同一时间测量，才能取得比较正确的数据。

看过来！

为什么女性的皮下脂肪比较多？

女性容易累积皮下脂肪，主要是因为女性荷尔蒙中的动情激素（雌激素）会将脂肪囤积在皮下。为什么会如此呢？有说法认为，这是为了生产时的需要。

脂肪细胞肥大化是个大问题

脂肪细胞不仅储存甘油三酯，还会分泌各种荷尔蒙类的物质。一旦脂肪细胞肥大化，就会造成危险。

(正常脂肪细胞的功能)

脂肪细胞除了"储存甘油三酯的功能"之外，还有"分泌多种对身体产生作用、类似荷尔蒙的物质"。在正常状态下，会大量分泌对身体有益的物质。

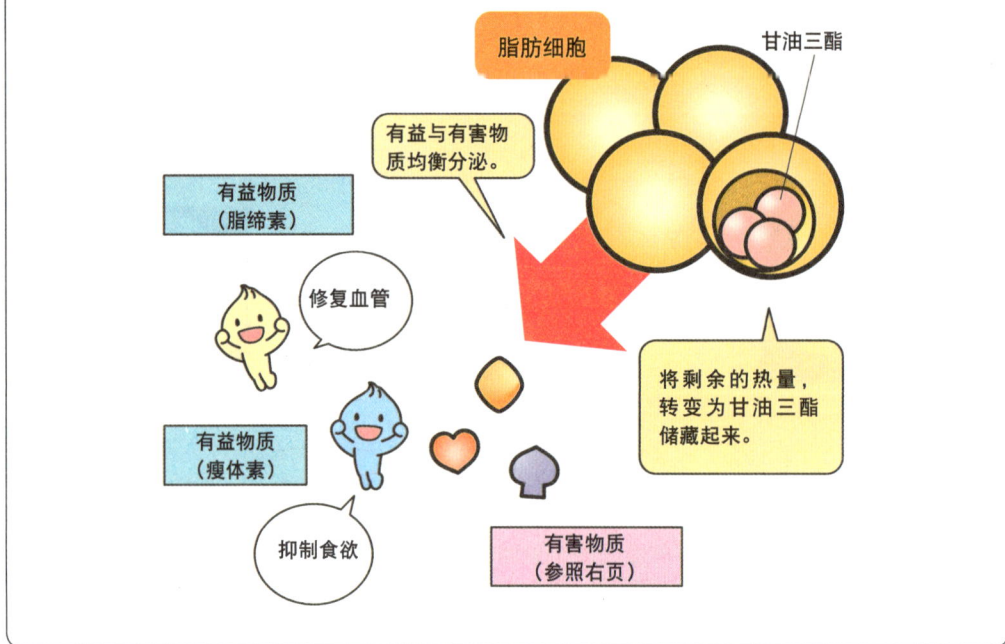

脂肪细胞

甘油三酯

有益与有害物质均衡分泌。

有益物质（脂缔素）

修复血管

有益物质（瘦体素）

抑制食欲

将剩余的热量，转变为甘油三酯储藏起来。

有害物质（参照右页）

新发现：脂肪细胞的功能

脂肪细胞就像是甘油三酯的储藏库。一个脂肪细胞的直径大小为10～200微米，一个细胞可储藏0.5～1.5微克的甘油三酯。

脂肪细胞的功能除了在细胞内储存甘油三酯外，还会分泌类似荷尔蒙的物质，作用于身体。

脂肪细胞分泌的物质，总称为"脂肪素"。内脏脂肪的脂肪细胞代谢活跃，所以它的脂肪素分泌比皮下脂肪的脂肪细胞分泌得旺盛。

脂肪素大致分为两种，一种是对身体有好处的有益物质，另一种是会给身体带来坏处的有害物质。当脂肪细胞肥大时，有害物质的分泌会增多。

（脂肪细胞肥大化会增加有害物质分泌）

脂肪细胞一旦肥大，对身体有害的物质便会分泌旺盛，对身体有益的物质便难以发挥作用，导致罹患动脉硬化、高血压、糖尿病等疾病的风险提高。

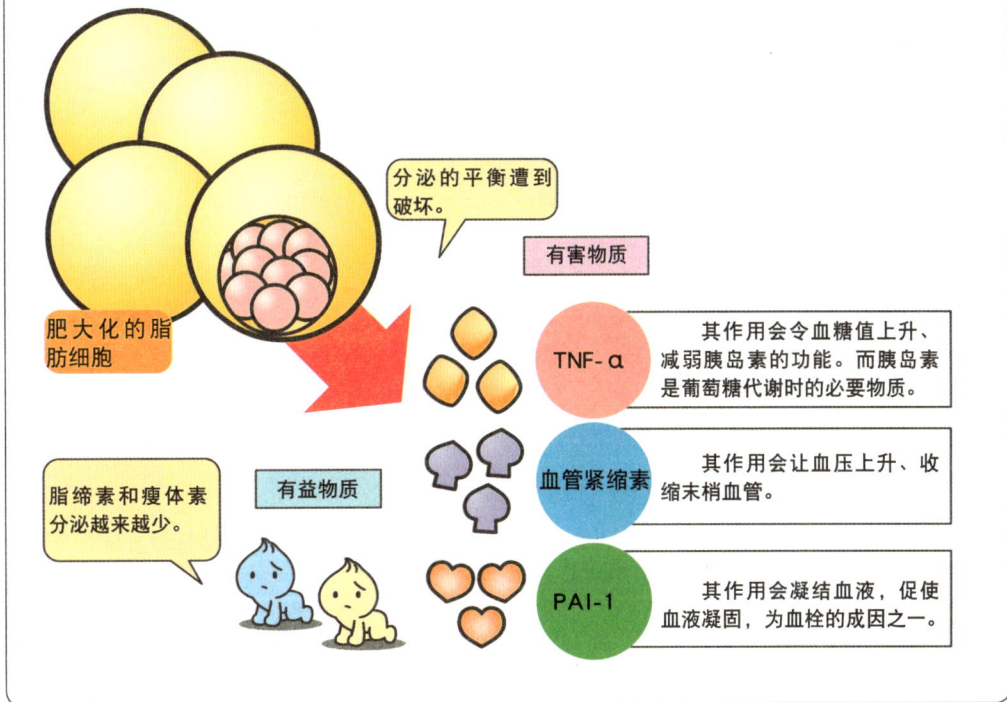

分泌的平衡遭到破坏。

有害物质

肥大化的脂肪细胞

脂缔素和瘦体素分泌越来越少。

有益物质

TNF-α 其作用会令血糖值上升、减弱胰岛素的功能。而胰岛素是葡萄糖代谢时的必要物质。

血管紧缩素 其作用会让血压上升、收缩末梢血管。

PAI-1 其作用会凝结血液，促使血液凝固，为血栓的成因之一。

肥胖问题一旦加剧会增加有害物质分泌量

　　有益物质中，包括可防止肥胖的瘦体素和修复受损血管、预防动脉硬化、降低血压的脂缔素。另一方面，有害物质则包括会妨碍胰岛素分泌的 TNF-α，让血液容易凝结的 PAI-1，令血压上升的血管升压素等。这些物质，在健康的状态下都能均衡地分泌，一旦脂肪细胞累积脂肪而开始肥大化时，TNF-α 等的分泌量就会增加。也就是说人越胖，血压、血糖值越会上升，从而变得更加肥胖，也更容易诱发动脉硬化。

看过来！

亚洲人容易形成内脏脂肪型肥胖？

　　目前发现几个跟病态肥胖有关的基因。此外，有人提出"节约基因"的假说，来解释一部分的肥胖成因，认为有此基因者较易肥胖，但可通过运动和饮食控制。值得注意的是，亚洲人的身体脂肪比例比西方人高，亚洲人的 BMI 值 27，相当于西方人的 BMI 值 30。

31

内脏脂肪型肥胖会诱发
脂肪的恶性循环

脂肪细胞会释放出游离脂肪酸，游离脂肪酸是合成甘油三酯的原料，会支援内脏脂肪的囤积。

成为活动能量与甘油三酯的原料

虽然每克甘油三酯带有9大卡的热量，但甘油三酯并非直接成为肌肉等的能量，必须先转换成一种脂质，称为**游离脂肪酸**。

为了制造能量，首先大脑要下达"**制造能量**"的信号，交感神经收到信号后，会再发送信号给胰脏等器官，分泌分解脂肪的酶——"脂肪酶"。

脂肪酶会将脂肪细胞或血液中的甘油三酯，分解成游离脂肪酸和甘油。血液会将游离脂肪酸送到肌肉，作为能量使用。

没有转换为能量使用的游离脂肪酸，会在血液中流动，最后被肝脏吸收。

葡萄糖与游离脂肪酸合成为甘油三酯

甘油三酯分解出来的甘油，会回到肝脏成为合成葡萄糖的原料，**葡萄糖与游离脂肪酸在肝脏合成为甘油三酯**（参照25页）。当已演变为内脏脂肪型肥胖时，内脏脂肪累积越多，体内的甘油三酯也越多。

分解的游离脂肪酸若超出需求，多余的部分会在脂肪细胞里合成为甘油三酯，累积在脂肪细胞里，导致脂肪细胞肥大化。

脂肪细胞一旦肥大化，释放出的游离脂肪酸数量便会增加。血液中的游离脂肪酸数量越多，就表示有越多的游离脂肪酸会与葡萄糖合成为甘油三酯。

这就是甘油三酯和内脏脂肪的恶性循环。

甘 油 三 酯 的 能 量 转 换 流 程

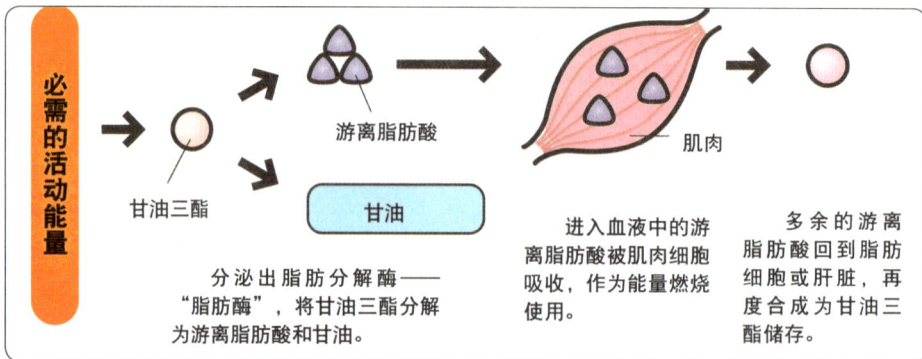

必需的活动能量

甘油三酯　　游离脂肪酸　　甘油　　肌肉

分泌出脂肪分解酶——"脂肪酶"，将甘油三酯分解为游离脂肪酸和甘油。

进入血液中的游离脂肪酸被肌肉细胞吸收，作为能量燃烧使用。

多余的游离脂肪酸回到脂肪细胞或肝脏，再度合成为甘油三酯储存。

（ 内脏脂肪型肥胖造成甘油三酯的恶性循环 ）

游离脂肪酸是合成甘油三酯的原料之一。达到肥胖标准后，脂肪细胞会释放出大量的游离脂肪酸，所以很容易合成为甘油三酯。接着，这些甘油三酯又被脂肪细胞吸收，使肥胖加剧。于是便产生"甘油三酯增加→肥胖→甘油三酯增加"的恶性循环。

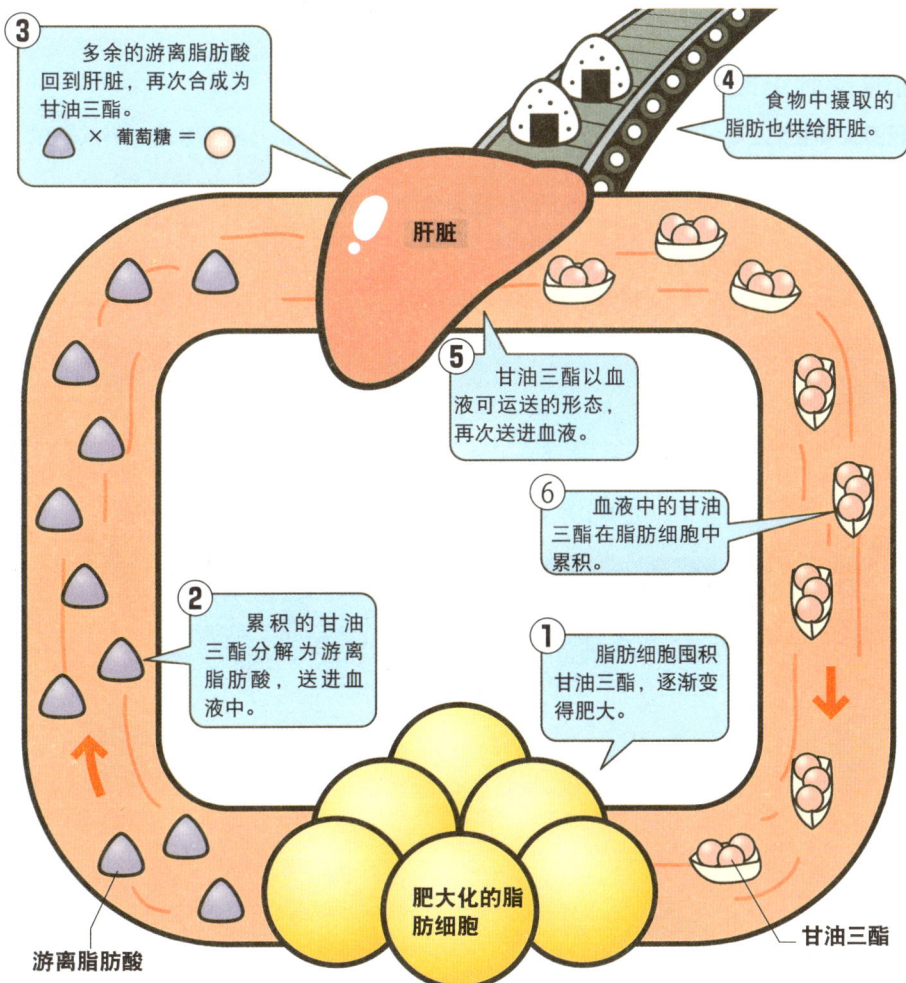

③ 多余的游离脂肪酸回到肝脏，再次合成为甘油三酯。

△ × 葡萄糖 = ○

肝脏

④ 食物中摄取的脂肪也供给肝脏。

⑤ 甘油三酯以血液可运送的形态，再次送进血液。

⑥ 血液中的甘油三酯在脂肪细胞中累积。

② 累积的甘油三酯分解为游离脂肪酸，送进血液中。

① 脂肪细胞囤积甘油三酯，逐渐变得肥大。

肥大化的脂肪细胞

游离脂肪酸

甘油三酯

甘油三酯增加也会促进坏胆固醇的增加

　　胆固醇也是脂质的一种，是构建身体的重要成分。目前已确认，甘油三酯的增加会使人体中的胆固醇也跟着增加。

胆固醇是制造细胞膜的原料

　　胆固醇和甘油三酯一样，同为脂质的一种。一般会认为，胆固醇是造成各种疾病的"坏因子"，其实并非如此。

　　我们的身体是由约60兆个细胞所组成，**胆固醇便是合成细胞膜的重要原料之一**，除此之外它也是荷尔蒙、胆汁的原料，因此，胆固醇一旦减少，细胞膜的能力也会跟着衰弱，或无法制造荷尔蒙等，容易诱发健康问题。

　　胆固醇本身并不坏，它和甘油三酯一样，都对身体有一定的作用。但务必牢记，**一旦增加过多就会成为问题。**

甘油三酯与胆固醇的比较

胆固醇和甘油三酯都是脂质的一种，但性质上有所差异。比较如下：

	胆固醇	甘油三酯
功能	合成细胞膜和荷尔蒙的材料。	储藏为脂肪，作为能量来源。
富含的食品	鱼卵、蛋黄、动物内脏等。	肉、碳水化合物、酒精等。
上升的速度	随着时间的推移逐渐增高	餐后会立即上升，经过半天后又会恢复原状。
如何减量	可以靠饮食改善来控制。	不仅要靠饮食改善，还必须运动。
体形	体形纤瘦的人也可能胆固醇过量。	肚子周围或皮下会堆积脂肪。
脂肪形成	很难变成脂肪，也不会在皮下囤积。	会被脂肪细胞吸收，成为体脂肪。

好胆固醇与坏胆固醇

　　一般来说，HDL胆固醇是好胆固醇，而LDL胆固醇则是坏胆固醇。

好胆固醇（HDL胆固醇）

　　人们称它为好胆固醇，是因为它能将多余的LDL胆固醇从血液中回收，送回肝脏。而血液中多余的LDL胆固醇就是动脉硬化的主因。

坏胆固醇（LDL胆固醇）

　　LDL胆固醇负责运送胆固醇至全身细胞，但多余的LDL胆固醇若无法被HDL胆固醇回收至肝脏，就会危害身体，造成动脉硬化，因而被称为坏胆固醇。

脂蛋白的形态变化 将胆固醇送至全身各处

从食物中摄取，或在肝脏合成的脂质，主要通过下面的路径被运送到身体各个部位。

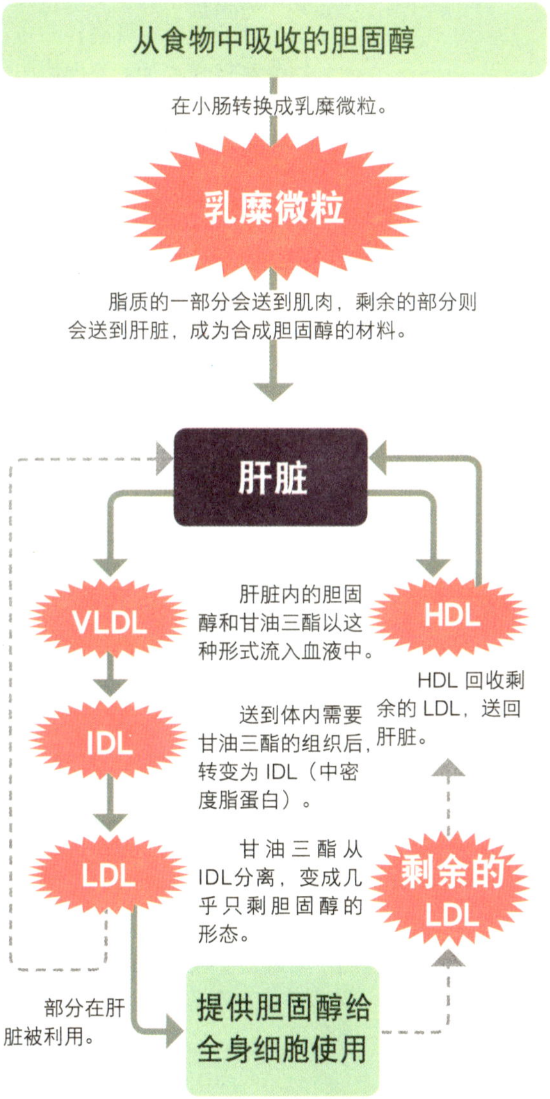

从食物中吸收的胆固醇

在小肠转换成乳糜微粒。

乳糜微粒

脂质的一部分会送到肌肉，剩余的部分则会送到肝脏，成为合成胆固醇的材料。

肝脏

VLDL

肝脏内的胆固醇和甘油三酯以这种形式流入血液中。

HDL

HDL 回收剩余的 LDL，送回肝脏。

送到体内需要甘油三酯的组织后，转变为 IDL（中密度脂蛋白）。

IDL

甘油三酯从 IDL 分离，变成几乎只剩胆固醇的形态。

剩余的 LDL

LDL

部分在肝脏被利用。

提供胆固醇给全身细胞使用

LDL与HDL两者功能不同

胆固醇会通过左图的路径，输送到全身各个角落。

由于胆固醇是脂质，不能直接溶入血液，所以必须与不溶于水和油的"脱辅基蛋白"结合，在血液中移动。这种状态叫做"**脂蛋白**"。

脂蛋白依照运送的脂质比例，大致可分为5种，每种脂蛋白的功能都不同。包含在LDL（低密度脂蛋白）里的胆固醇称为LDL胆固醇；包含在HDL（高密度脂蛋白）里的胆固醇则称为HDL胆固醇。

食物中的脂质被小肠吸收后，转换成**乳糜微粒**，一部分被分配到肌肉，其余被送到肝脏。送到肝脏的脂质，成为新胆固醇的原料。

VLDL（超低密度脂蛋白）虽会将肝脏合成的甘油三酯和胆固醇运送出来，但半途便与部分甘油三酯分离，转变成 IDL（中密度脂蛋白），剩下的甘油三酯再从 IDL 中分离出来，变成以胆固醇为主的 LDL。

HDL回收剩余的胆固醇

LDL被运送到全身的细胞，当作细胞膜等的材料，多余的部分，会被HDL回收，运回肝脏中。

当胆固醇的材料——糖类和脂质摄取过度时，LDL便会增加，HDL来不及回收，于是血液中不断地积存LDL。这种状态就称为"高LDL胆固醇血症"，也是众多疾病的诱因。

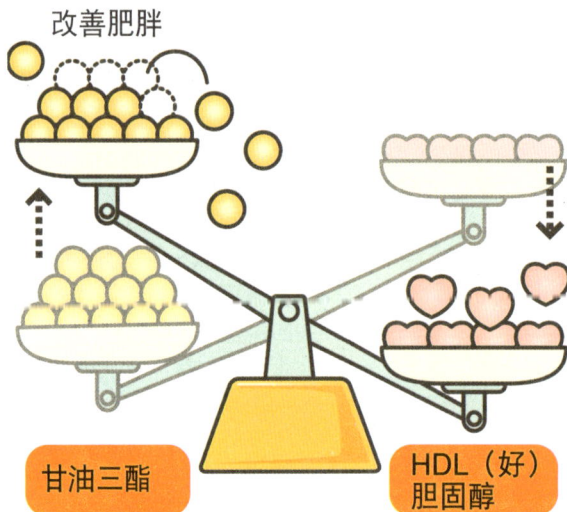

改善甘油三酯与HDL胆固醇的平衡十分重要

改善肥胖

甘油三酯

HDL（好）胆固醇

HDL胆固醇和甘油三酯的含量有成反比的倾向。减少肥胖=降低甘油三酯值，好胆固醇值将会增多。反之，甘油三酯增加，会连带影响到HDL胆固醇的减少，导致LDL胆固醇的增加，加快动脉硬化的速度。

看过来!

胆固醇的数值太少也不行!

胆固醇和甘油三酯一样，含量太少时对身体也会产生危害。研究报告指出，由于细胞膜变得脆弱，导致血管破裂或脑出血等状况，也可能波及免疫细胞，导致罹患癌症或其他感染病症，因此过与不及都不行。

甘油三酯增加造成胆固醇上升

有八成的胆固醇是由肝脏制造，其他剩余的部分则从食物中摄取。一旦饮食过量，胆固醇值便会暂时升高，不过，饮食量恢复正常，体内的胆固醇值也会恢复正常。因为人体里本来就有一个调整机制，能让胆固醇值保持平衡。

但是，如果肥胖或长期胆固醇摄取过量、饮酒过量，调整机制就会失调，血液中的胆固醇数量也会增加。尤其是食用甘油三酯含量较多的食物，会严重影响胆固醇的增加。

如同前述，甘油三酯和胆固醇一样，以脂蛋白的形式在血液中移动。甘油三酯的脂蛋白称为"VLDL"，它可以经由消化酶——"脂肪酶"分解，转变为HDL或LDL。

减少甘油三酯预防动脉硬化

甘油三酯增加，脂肪酶的活性就会变弱，导致VLDL无法充分分解，难以制造出正常的LDL和HDL。

VLDL中不仅有甘油三酯，而且含有胆固醇。VLDL一旦增加，胆固醇就会不足，为了填满空缺，就会用HDL的胆固醇来代替。

经研究证实，甘油三酯增加会导致HDL减少。

为了改善甘油三酯的循环，首要任务就是改变饮食生活，减少甘油三酯的囤积。

第三章

甘油三酯值上升会诱发疾病

【了解甘油三酯和相关疾病】

本章节将具体解说，甘油三酯增加导致内脏脂肪型肥胖所可能诱发的病症，以及与代谢症候群的关系。

内脏脂肪型肥胖
会诱发的重大疾病

内脏脂肪的脂肪细胞逐渐肥大，体内会发生种种异常，使动脉硬化加速进行，并导致心肌梗死等重大疾病。在问题严重之前，先备妥应对之道吧。

内脏脂肪型肥胖还有机会恢复正常

在第二章节中，我们说了甘油三酯和脂肪细胞的原理，以及内脏脂肪的基础理论，可以将其整理为以下几个要点：

①甘油三酯会被脂肪细胞吸收、储存。

②由于皮下和肚子周围容易聚集脂肪细胞，因此，依累积区域不同可称为"皮下脂肪"和"内脏脂肪"。

③其中，内脏脂肪的脂肪细胞一旦肥大化，有害物质就会增加，导致血压、血糖值升高，甚至演变为动脉硬化，不可轻视。

在第三章节中，我们将更深入说明，内脏脂肪肥大后造成的内脏脂肪型肥胖有多么可怕，又对我们的健康造成多大危害。

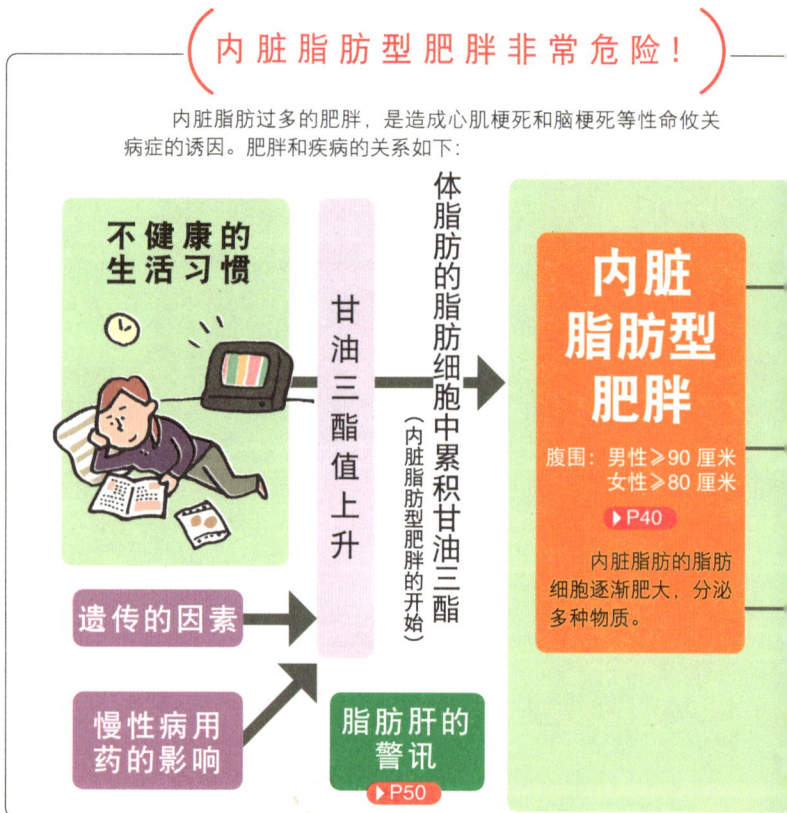

（内脏脂肪型肥胖非常危险！）

内脏脂肪过多的肥胖，是造成心肌梗死和脑梗死等性命攸关病症的诱因。肥胖和疾病的关系如下：

不健康的生活习惯

甘油三酯值上升

体脂肪的脂肪细胞中累积甘油三酯（内脏脂肪型肥胖的开始）

内脏脂肪型肥胖

腹围：男性≥90厘米
女性≥80厘米

▶P40

内脏脂肪的脂肪细胞逐渐肥大，分泌多种物质。

遗传的因素

慢性病用药的影响

脂肪肝的警讯

▶P50

一旦诱发并发症就可能演变成重大疾病

内脏脂肪型肥胖会诱发血脂异常、高血压、高血糖等种种问题。此外，内脏脂肪型肥胖一旦演变为血脂异常症，就会导致**动脉硬化的恶化**，假以时日则会**诱发脑血管疾病、心脏疾病等性命攸关的重大病症。**

总之，若能防止甘油三酯积存成内脏脂肪，以及脂肪细胞的肥大，就能在某种程度上预防糖尿病、高血压，也能远离危及生命的重大疾病。

再怎么说，内脏脂肪型肥胖还**不算病**，若能在这个阶段想办法阻止它继续发展，未来一定能过着"健康长寿"的日子。

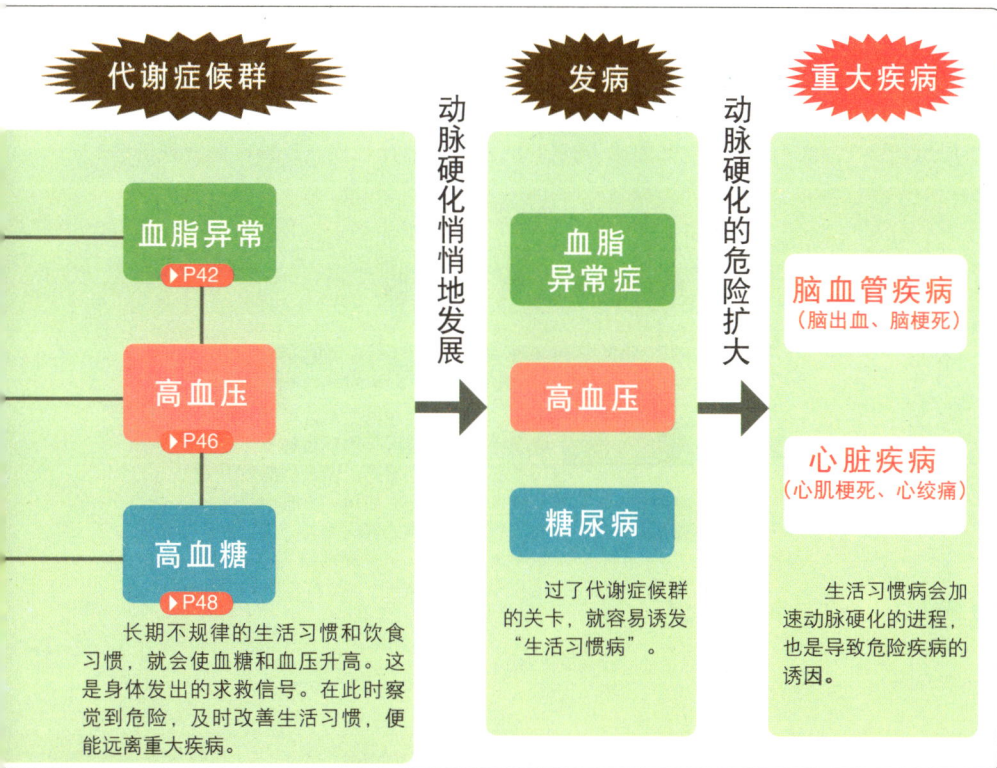

代谢症候群

血脂异常 ▶P42

高血压 ▶P46

高血糖 ▶P48

长期不规律的生活习惯和饮食习惯，就会使血糖和血压升高。这是身体发出的求救信号。在此时察觉到危险，及时改善生活习惯，便能远离重大疾病。

动脉硬化悄悄地发展

发病

血脂异常症

高血压

糖尿病

过了代谢症候群的关卡，就容易诱发"生活习惯病"。

动脉硬化的危险扩大

重大疾病

脑血管疾病（脑出血、脑梗死）

心脏疾病（心肌梗死、心绞痛）

生活习惯病会加速动脉硬化的进程，也是导致危险疾病的诱因。

内脏脂肪型肥胖与代谢症候群

代谢症候群是近年来十分常见的病症。

早期预防内脏脂肪型肥胖，以及引起的种种疾病，是非常重要的。

代谢症候群提高心脏病的风险

在 38～39 页已介绍过，内脏脂肪型肥胖会诱发血脂异常、高血压、高血糖等种种问题。由于各个症状环环相扣，有时还会使其他症状恶化。如下面图表所示，症状越严重，心肌梗死等心脏疾病的发病风险也越高。这就是代谢症候群的基本观念。

关于代谢症候群的诊断标准，包括腹围在内（男性腹围在90厘米以上，女性在80厘米以上）等5项数值，若符合3个项目以上，就会判断为代谢症候群（参照右页）。

这个腹围的数值，等于以 CT 扫描肚脐位置时，内脏脂肪的面积在100平方厘米以上。一般认为比这个数值越高，发病的风险就会越大。

代谢症候群不容小觑

在代谢症候群的诊断中，也很重视吸烟这个因素。因为香烟中所含的有害成分会让血管收缩，导致动脉硬化的发生。每天吸烟的支数越多，代谢症候群的发病率就会越高。

依据历年的体检资料显示，目前代谢症候群的患者占总人口数的比例有日渐增长的趋势。代谢症候群如果没有矫正，长期处于代谢症候群状态，可能会增加心血管疾病与脑血管疾病（发生率增加为3倍）、糖尿病（发生率增加为5倍）的发病率及死亡率（是没有此症候群的2.5倍）等。

代 谢 症 候 群 的 陷 阱

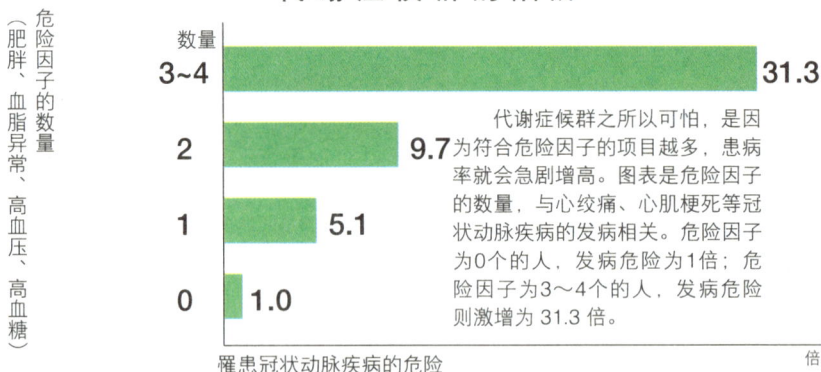

危险因子的数量
（肥胖、血脂异常、高血压、高血糖）

数量	
3～4	31.3
2	9.7
1	5.1
0	1.0

罹患冠状动脉疾病的危险　　　　　　　　　　倍

代谢症候群之所以可怕，是因为符合危险因子的项目越多，患病率就会急剧增高。图表是危险因子的数量，与心绞痛、心肌梗死等冠状动脉疾病的发病相关。危险因子为0个的人，发病危险为1倍；危险因子为3～4个的人，发病危险则激增为31.3倍。

代谢症候群的诊断标准

下图为日本在 2005 年设定的代谢症候群诊断标准，这个标准很重视腹围。我国的判定标准见本页右下方的文字说明。

标准 ❶ 肥胖

腹围

男性 90厘米以上
女性 80厘米以上

测量内脏脂肪的量。CT 检查比较精准，不过现在一般都是测量腹围。

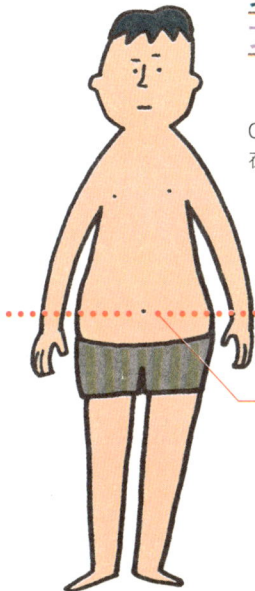

从肚脐的高度测量
要在放松、站直的状态下测量腹围。注意，不是测量腰部最细的部位！

肚脐位置较低时
有啤酒肚的人，便不是测量肚脐位置，而是自最下面的肋骨与骨盆向外扩张的正中央位置。

测量这里

肚脐高度 →

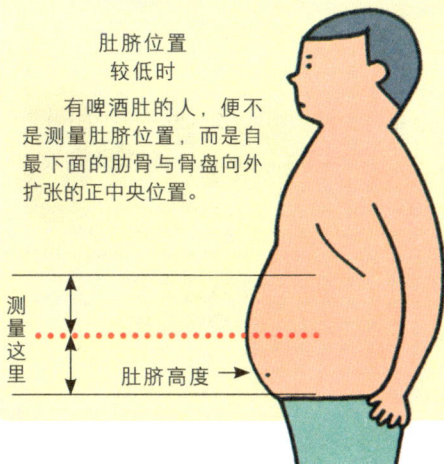

标准 ❷ 符合追加项目两项以上

血脂异常

代谢症候群的诊断标准中，特别重视甘油三酯数值和胆固醇中的 HDL 胆固醇数值。

甘油三酯 ⋯⋯⋯⋯⋯⋯⋯⋯ 超过150毫克 / 分升
或 HDL 胆固醇⋯男不到40毫克 / 分升，女不到50毫克 / 分升

高血压

高血压是重要的危险因子，收缩压和舒张压都要确认。

收缩压 ⋯⋯⋯⋯⋯⋯⋯⋯⋯⋯ 超过130毫米汞柱
或舒张压 ⋯⋯⋯⋯⋯⋯⋯⋯⋯⋯ 超过85毫米汞柱

高血糖（糖尿病）

以空腹时（正确是用餐后 8 小时之后，或起床后完全没有进食的状态）血糖值为准。

空腹时血糖值 ⋯⋯⋯⋯⋯⋯⋯⋯ 超过100毫克 / 分升

吸烟

吸烟会使脑中风和心肌梗死等疾病的发生风险提高 2～4 倍。一天吸一根就算是"吸烟"。

日本的判定标准：肥胖 +2项追加项目→代谢症候群。

若血脂异常、高血压、高血糖3大追加项目只符合其中1项时，吸烟才算入追加项目。

我国的判定标准：当腹围、甘油三酯数值、HDL胆固醇数值、血压和血糖值共 5 项危险因子中，符合 3 项或 3 项以上 ➡ **代谢症候群**

血脂异常症会使血管变脆弱

　　血液中的甘油三酯或胆固醇，如果超过所需量的情况，就是"血脂异常症"（又称为高脂血症），这是一种血液变得黏稠的疾病。

将脂质过多的状态定义为一种疾病

　　脂质所含的甘油三酯和胆固醇，虽然是人体不可或缺的养分，但不可否认，现代人的脂质摄取量已超标。因脂质摄取过多导致疾病的发病率也增加了，所以，为了唤起大家的注意，特地将**"脂质多的状态视为一种疾病"**，也就是血脂异常症，以此来提醒大家。

无自觉症状却很危险的血脂异常症

　　血脂异常症可分为高甘油三酯血症、高LDL胆固醇血症、低HDL胆固醇血症（参照右页）。

　　血脂异常症并没有痛、痒之类的自觉症状，但是在血液中已经出现问题，例如，血液由于脂质增加，开始变得黏稠（参照26页）。

　　血液黏稠，是由于过多的脂质或燃烧脂质后产生的气体**"残留物"**，破坏了红血球，提高血液凝结作用所致。

　　血液一旦变得黏稠，便会增加血管壁的负担，严重时还会伤害血管。而损害血管也是动脉硬化的诱因之一，此时，动脉硬化的速度虽然缓慢，但也在不断地发展中（参照45页）。

燃烧甘油三酯产生的气体"残留物"

　　将甘油三酯送到体内组织的乳糜微粒，会形成一种乳糜微粒"残留物"的物质。甘油三酯值偏高的时候，残留物会使血小板凝聚，并钻入血管壁，成为加速动脉硬化的成因。

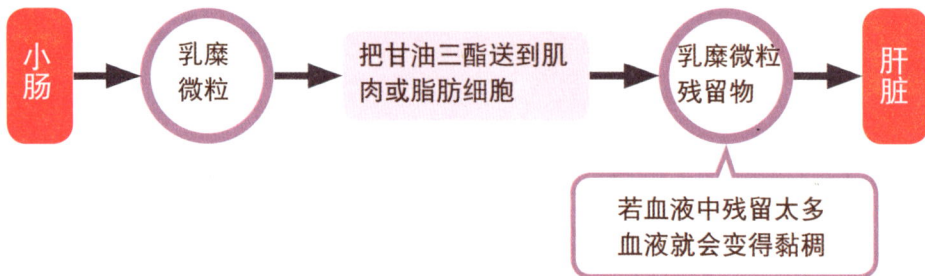

小肠 → 乳糜微粒 → 把甘油三酯送到肌肉或脂肪细胞 → 乳糜微粒残留物 → 肝脏

若血液中残留太多血液就会变得黏稠

血脂异常症的三种形态

血脂异常症有3种形态，分别是"甘油三酯值偏高"、"LDL胆固醇值偏高"以及"HDL胆固醇值偏低"。只要符合其中1种，即为血脂异常症。不妨用下表跟结果比较一下。

高甘油三酯血症

甘油三酯值
150 毫克 / 分升以上

正常值
小于 150毫克 / 分升

甘油三酯过多就会成为动脉硬化或脂肪肝的诱因

表示血液中的甘油三酯过多。甘油三酯本身不会附着在血管，含量多时，就会影响到胆固醇，提高动脉硬化的可能，也是脂肪肝的诱因。

高LDL胆固醇血症

LDL 胆固醇值
130 毫克 / 分升以上

正常值
小于 130毫克 / 分升

坏胆固醇太多会成为动脉硬化的诱因

表示血液中的LDL胆固醇过多，易导致动脉硬化，甚至成为心肌梗死、脑梗死等重大疾病的主因。

低HDL胆固醇血症

HDL 胆固醇值
小于40毫克 / 分升

正常值
男性超过 40毫克 / 分升
女性超过 50毫克 / 分升

好胆固醇太少多余的LDL胆固醇就会累积在血液中

表示HDL胆固醇值过低。HDL会回收LDL胆固醇，一旦减少，血液中就会累积过多的LDL胆固醇（参照 35 页），而产生高LDL胆固醇血症。

血脂异常症会受性别、年龄影响吗？

血脂异常症多见于男性，50岁以下的女性不常见。这是因为女性受到荷尔蒙的保护，不容易发生动脉硬化或动脉硬化所导致的疾病。但是，更年期女性荷尔蒙分泌减少（停经前后的5年）以后，不再受到荷尔蒙的保护，便会快速累积内脏脂肪，可能会提高患病风险，停经女性应特别注意。

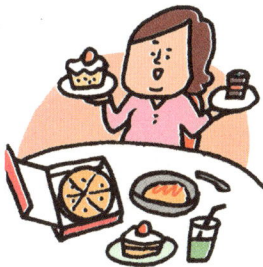

儿童（5～16岁）的血脂异常标准值

儿童的血脂异常标准值与大人不同，请见下表。

甘油三酯值	140毫克 / 分升以上
LDL 胆固醇值	140毫克 / 分升以上
HDL 胆固醇值	小于40毫克 / 分升

43

内脏脂肪型肥胖是
动脉硬化的垫脚石

动脉硬化就是血管缺乏弹性，内壁变得狭窄。
内脏脂肪型肥胖会以种种方式，对血管造成不良影响。

（ 甘油三酯值上升会加速动脉硬化的进行 ）

甘油三酯本身并不会导致动脉硬化，但就结论来说，它会促使LDL胆固醇增加、HDL胆固醇减少，从而使动脉硬化加速进行。

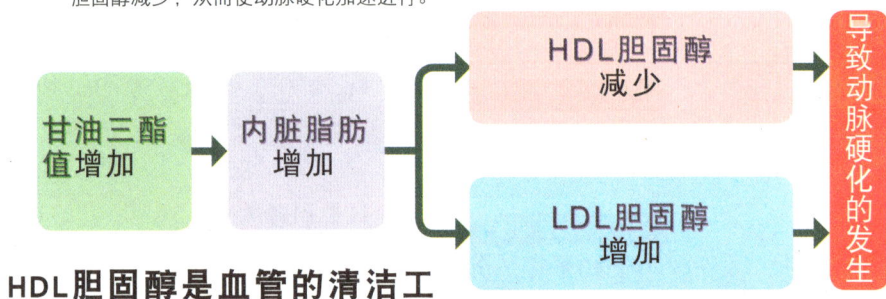

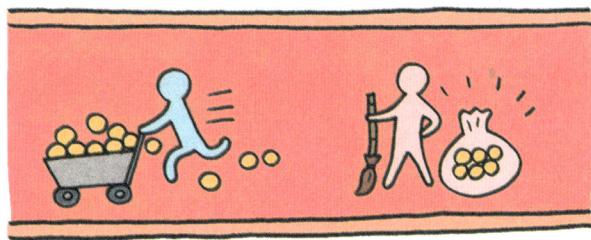

```
甘油三酯        内脏脂肪        HDL胆固醇         导
值增加    →     增加      →     减少        →    致
                                               动
                              LDL胆固醇         脉
                        →     增加        →    硬
                                               化
                                               的
                                               发
                                               生
```

HDL胆固醇是血管的清洁工

LDL胆固醇将胆固醇运到细胞。　　HDL胆固醇将剩余的胆固醇回收。

内脏脂肪型肥胖会使血管变脆弱

如果一直对内脏脂肪型肥胖置之不理，就会演变为血脂异常症，也因此使动脉逐渐硬化。它的发展流程如下。

我们的血管本来像橡皮管一样，具有弹性和伸缩性，因此，血液才能在全身畅行无阻，将人体所需的氧气、养分送达各处。但是，健康的血管有朝一日也可能会失去弹性和伸缩性，变得脆弱、斑驳。

不规律的生活习惯会使血液中的LDL胆固醇和甘油三酯值增加，因血脂异常症变黏稠的血液，会对血管壁造成负担，甚至损伤，使过多的LDL胆固醇渗入到血管内皮细胞间的内皮层中，造成氧化发炎反应，使血管内壁渐渐膨胀。

（动脉粥样硬化的发展过程）

动脉粥样硬化是动脉硬化中的一个变种，成因与胆固醇有关。在它还没有形成之前，及早改善十分重要。

❶ 血液中LDL胆固醇增加

健康的血管像橡皮管一样有弹性，包覆血管内侧的膜（内皮细胞）没有损伤。

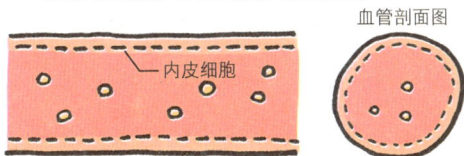

内皮细胞

血管剖面图

❷ 从内皮细胞之间渗入内侧

当血液中胆固醇或甘油三酯太多时，血管的内皮细胞受损，LDL胆固醇从此处渗入。

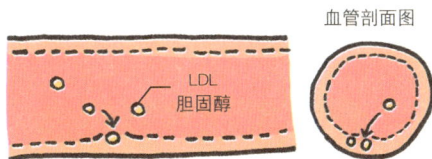

LDL胆固醇

血管剖面图

❸ 巨噬细胞聚集

LDL胆固醇因活性氧而氧化，于是免疫细胞之一的巨噬细胞就会聚集过来。

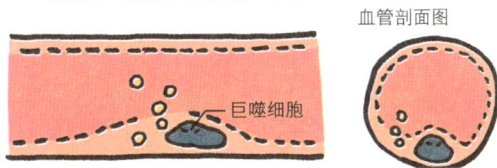

巨噬细胞

血管剖面图

❹ 动脉粥样硬化形成

巨噬细胞吞食LDL胆固醇，成为泡沫细胞，将内皮细胞往内侧推挤，就形成了动脉粥样硬化。

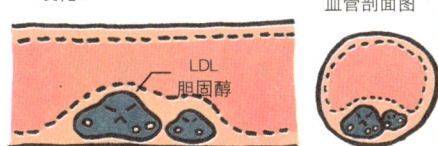

LDL胆固醇

血管剖面图

❺ 动脉粥样硬化进行

膨胀的血管壁内侧出现裂痕后，血小板会为了修复伤口而聚集过来，使血液凝固，动脉粥样硬化就会变得更严重。

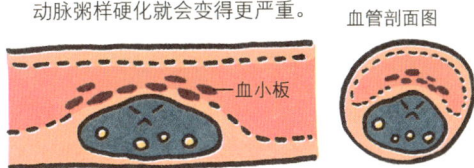

血小板

血管剖面图

还有其他类型的动脉硬化

动脉硬化除了动脉粥样硬化外，还有脑部或肾脏的细小动脉异变所诱发的"小动脉硬化"，和因钙质附着在手臂或大腿等部位的动脉而形成的"中膜钙化性硬化"（石灰化）。

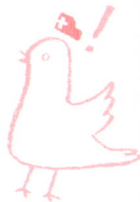

动脉硬化连带造成心肌梗死或脑梗死

渗入血管壁的LDL胆固醇，会因为活性氧作用而氧化，变为氧化的LDL胆固醇。人体会判断氧化的LDL胆固醇为异物，并命令免疫细胞中的**巨噬细胞**聚集，以防堵它的危害。

于是，LDL胆固醇、氧化LDL胆固醇和巨噬细胞在血管壁内不断增殖，直到血管壁近乎撑破，这便是**动脉粥样硬化**。血管壁一旦破裂，里面的斑块跑出来形成血块（血栓），若血块堵住心脏或脑血管，就会导致心肌梗死或脑梗死。

动脉硬化演进的情况，可由超音波检查得知。对自身感到担心的人不妨去检查。如果在检查中发现了动脉硬化的状况，也不用感到沮丧。最近在研究中发现，血液中的脂质保持正常时，动脉硬化还是有可能恢复到某个程度的。

45

内脏脂肪型肥胖与**高血压**

高血压会成为脑出血等疾病的诱因。
内脏脂肪累积后，其发病的风险便会提高。
脂肪细胞的肥大，也会使升高血压的坏因子增加。

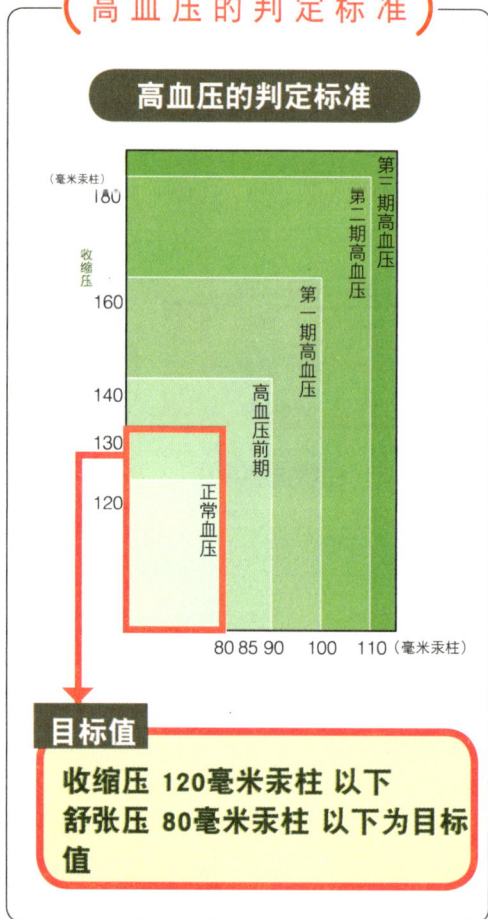

高血压的判定标准

（毫米汞柱）

收缩压

180

第二期高血压

160

第一期高血压

高血压前期

140

130

120

正常血压

80 85 90　100　110（毫米汞柱）

目标值

收缩压 120毫米汞柱 以下
舒张压 80毫米汞柱 以下为目标值

升高血压的坏物质会在体内增加

大家都知道，盐分摄取过多血压会上升，但很少有人知道，脂质摄取过多，血压也会上升。其关键还是在于内脏脂肪。

大量的甘油三酯积在内脏脂肪中，会使内脏脂肪里的脂肪细胞肥大，于是脂肪细胞开始分泌种种坏物质（参照 31 页）。

坏物质的其中之一，称为**血管紧缩素**。通常由肝脏制造，但当脂肪细胞肥大后，脂肪细胞也会开始分泌。

血管紧缩素在血液中会转变为一种收缩血管的物质，称为"血管紧缩素 II"。**这种物质具有让血管收缩，血压上升的作用。**

高血压前期的人也要积极改善

高血压前期（参考左图表）的人，如果有代谢症候群、吸烟、糖尿病等其他危险因子时，就必须积极治疗，将血压降至正常值。

看过来!

早晨或夜间上升的"隐藏性高血压"？

不要因为在医院时医生告诉你"血压很正常"就掉以轻心，其实在这些人当中，隐藏着会导致心肌梗死或脑梗死等高风险的"隐藏性高血压"，尤其是在早晨或夜间血压上升的人，要特别留意。若是有所疑虑，不妨向医生咨询。

内脏脂肪型肥胖是血压上升的主因

脂肪细胞分泌的"脂肪素"，与血压的升降有很大关系。脂肪细胞肥大而分泌较多有害物质时，血压便有上升的倾向。

好物质分泌减少

脂肪素中的"脂缔素"，具有修复动脉硬化、保持血管弹性的功能。但内脏脂肪一增加，脂缔素的分泌量就会减少，使血管的柔韧性消失，导致动脉硬化日趋严重，血压自然上升。

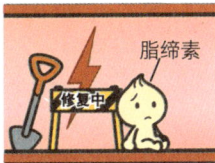

脂缔素

坏物质分泌增加

脂肪素中的"血管紧缩素"，会转变为令血管收缩的物质——"血管紧缩素Ⅱ"，这会导致高血压的发生。血管紧缩素在内脏脂肪较多时，便会分泌旺盛。

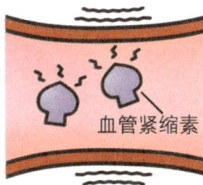

血管紧缩素

使盐分排泄变差

内脏脂肪增加，诱发"胰岛素抗阻性"，使胰岛素的功能变差，导致高胰岛素血症。高胰岛素血症有两个影响，都会造成高血压。其一是高胰岛素血症会令交感神经兴奋、血管收缩，导致血压上升；其二是如果对高胰岛素血症置之不理，肾脏的细胞会逐渐坏死，使肾功能降低，肾脏是排泄盐分的器官，如果血液中的盐分排不掉，自然也会造成高血压。

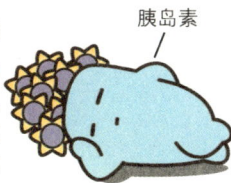

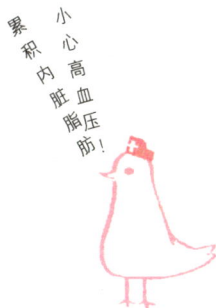

胰岛素

坏物质的分泌造成盐分排泄问题

除了血管紧缩素之外，还有其他与血压有关的坏分子。那就是TNF-α（参照31页）。TNF-α是"肿瘤坏死因子"之一，它的优点在于具有杀死癌细胞的功能，然而在血压方面却具有不利的影响。

当细胞吸收葡萄糖时，需要胰岛素这种荷尔蒙的协助产生作用，但TNF-α却会减缓胰岛素的作用，出现"**胰岛素抗阻性**"（参照48页）的状态。

一旦发生胰岛素抗阻性，就会诱发"高胰岛素血症"。所谓的胰岛素血症就是指血液中的胰岛素增加，导致肾功能衰弱。肾脏与盐分的排泄有关，血液中的盐分排不出来，便会造成高血压。

累积内脏脂肪！小心高血压

47

内脏脂肪型肥胖与高血糖

当血液中的葡萄糖超出标准值时，就称为高血糖。
因内脏脂肪型肥胖而分泌的有害物质TNF-α，会造成胰岛素降低血糖的效果变差。

空腹时血糖值与口服葡萄糖耐性测验的2小时数值，是判断时最重要的依据。

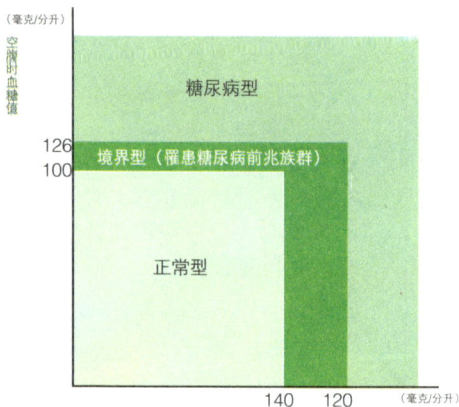

（毫克/分升）

空腹时血糖值

糖尿病型

境界型（罹患糖尿病前兆族群）

126
100

正常型

140　120　（毫克/分升）

口服葡萄糖耐性测验2小时数值（或任何时间血糖值）

空腹时血糖值	口服葡萄糖耐性测验2小时数值（或任何时间血糖值）	
60～99毫克／分升　且 小于140毫克／分升		正常型
100～125 或 140～199		境界型
126毫克／分升以上　或是 140毫克／分升以上		糖尿病型

胰岛素会促使葡萄糖转变为能量

所谓高血糖，就是血液中葡萄糖含量过多的状态。

空腹时血糖值会降低，用餐后血糖便会升高。一般来说，空腹时血糖值为60～99毫克／分升，餐后血糖值为小于140毫克／分升，是正常的血糖值，如果血糖值高过这个数值，就会被诊断为高血糖。

葡萄糖在血液中流动，在肌肉等细胞中转换成能量，促进这个过程的荷尔蒙，就是由胰脏所分泌的**胰岛素**。当我们身体健康时，胰岛素便会发挥它的功能。

TNF-α 会阻碍胰岛素的功能

内脏脂肪的脂肪细胞一旦肥大，演变为内脏脂肪型肥胖时，脂肪细胞里就会大量分泌有害物质 TNF-α（参照30页）。此物质有阻碍胰岛素功能的作用，这种状态即为"**胰岛素抗阻性**"。

有了胰岛素抗阻性，葡萄糖便很难被肌肉等细胞吸收，因此，血液中随时都有多余的葡萄糖流动着，呈现高血糖的状态。

（内脏脂肪型肥胖与血糖值的关系）

甘油三酯分解而成的甘油，在肝脏与葡萄糖合成。甘油三酯增加，导致脂肪细胞肥大，制造出大量甘油，而且脂肪细胞里也会分泌降低胰岛素作用的物质，阻碍细胞吸收葡萄糖，从而导致血糖值升高。

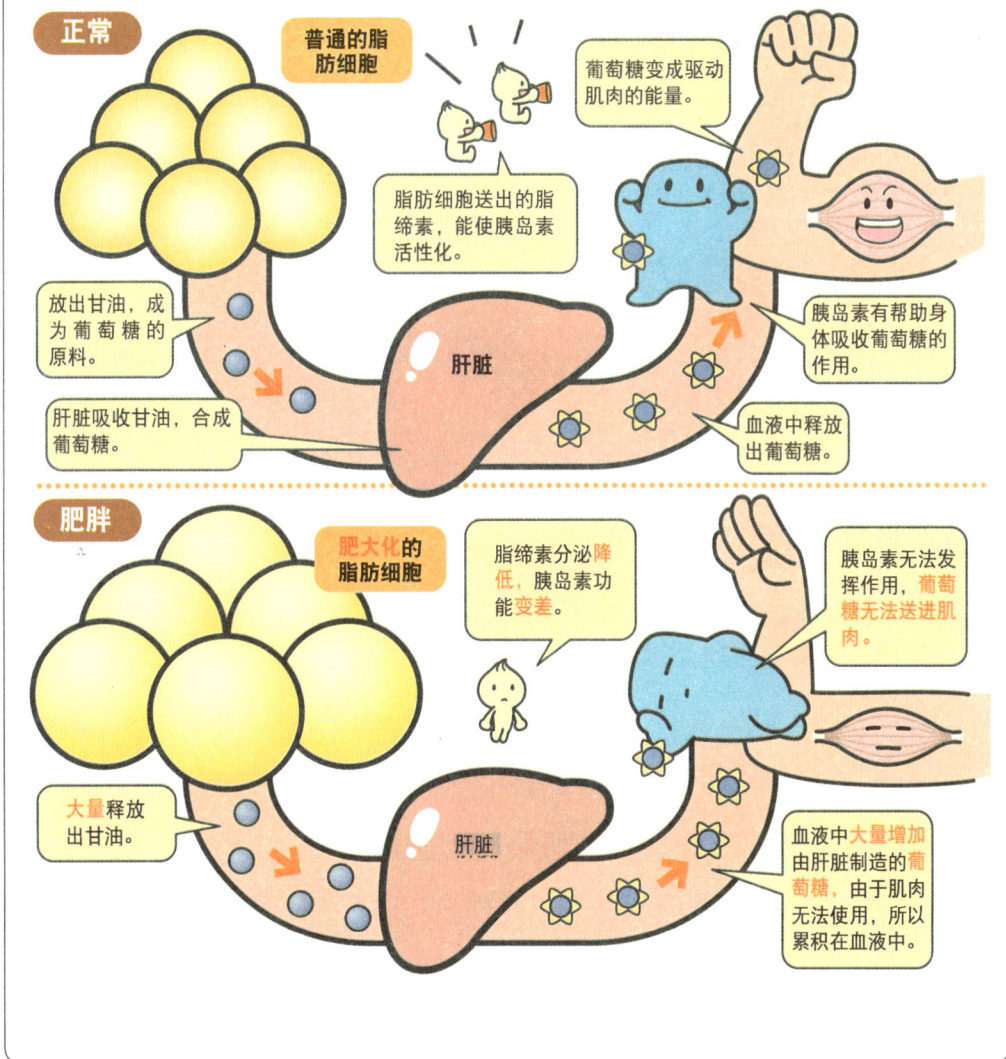

正常

普通的脂肪细胞

脂肪细胞送出的脂缔素，能使胰岛素活性化。

葡萄糖变成驱动肌肉的能量。

放出甘油，成为葡萄糖的原料。

肝脏

胰岛素有帮助身体吸收葡萄糖的作用。

肝脏吸收甘油，合成葡萄糖。

血液中释放出葡萄糖。

肥胖

肥大化的脂肪细胞

脂缔素分泌降低，胰岛素功能变差。

胰岛素无法发挥作用，葡萄糖无法送进肌肉。

大量释放出甘油。

肝脏

血液中大量增加由肝脏制造的葡萄糖，由于肌肉无法使用，所以累积在血液中。

49

小心内脏脂肪型肥胖的前兆——脂肪肝

　　甘油三酯在内脏脂肪累积之前，会先累积在肝脏。像鹅肝酱，就是脂肪累积在肝脏的状态。

　　也就是说，脂肪肝是内脏脂肪型肥胖的前兆。

（ 这 就 是 脂 肪 肝 ）

　　食物中的甘油三酯被摄入后，以及在体内合成的甘油三酯，若无法被身体使用，就会累积在肝脏里。当肝脏细胞塞满甘油三酯时，就会演变为脂肪肝。

正 常

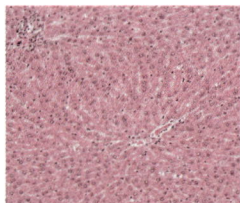

脂 肪 肝

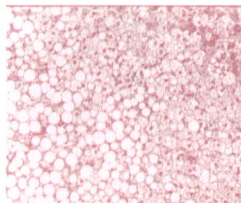

脂 肪 滴

看得见脂肪肝中因甘油三酯累积而膨胀的细胞——"脂肪滴"。

留意累积在肝脏的甘油三酯

　　肝脏是沉默的器官。通常认为它是与酒精代谢有关的器官，但其实肝脏在脂肪的代谢与再生方面，也扮演着重要的角色。

　　肝脏演变为脂肪肝，是生活习惯病的前兆。

　　所谓的脂肪肝，就是肝脏的细胞（肝细胞）里塞满了甘油三酯而变白、膨胀的状态（参照上图）。举例来说，"鹅肝酱"其实就是脂肪肝。变白、膨胀的部分，我们称之为"脂肪滴"。**肝脏有30%以上形成这种脂肪滴时，就会被诊断为脂肪肝。**

　　将脂肪肝列为重点指标，是因为经研究发现，它是内脏脂肪堆积和代谢症候群的前兆。

脂肪肝若置之不理就会导致内脏脂肪型肥胖

　　从食物中摄取的脂质，被小肠吸收后，形成的甘油三酯会被输送到全身（参照24页）。此时，部分甘油三酯会经过一条粗的血管——肝内静脉，循环流到肝脏去。也就是说，甘油三酯是按照①肝脏→②内脏脂肪（的脂肪细胞）→③皮下脂肪（的脂肪细胞）的顺序运行的。

　　实际上，**被诊断出脂肪肝的人，在5年内引发心肌梗死或心绞痛的风险，是正常人的两倍。**

　　由于脂肪既不会痛，也没有任何不适感，因此，患者经常会继续暴饮暴食、过量饮酒，对肝脏的状况完全不放在心上，但是，这种忽视不久后就会以重大疾病来反扑，这一点千万要铭记在"肝"呀！

(脂 肪 肝 的 诊 断 标 准)

在体检的血液检查中，有很多检查肝功能的项目。须留意以下3项数值，一旦升高，就可能是脂肪肝。

GOT（AST，谷草转氨酶）值

标准 10～40（IU/l）

GOT是肝脏细胞中的酶，如果肝脏细胞坏死，它就会流泻出来，所以，数值升高表示已经罹患肝脏疾病。（这个数值单独升高时，也可能是肌肉方面的疾病）。有说法认为，升高主因是饮酒过量。

GPT（ALT，谷丙转氨酶）值

标准 5～45（IU/l）

GPT和GOT一样，是肝脏细胞中的酶。这个数值比GOT高时，因肥胖而引起肝脏疾病（脂肪肝、肝炎等）或糖尿病（高血糖）的可能性很大。

γ-GTP，（谷酰转氨酶）值

男性 80（IU/l）以下
女性 30（IU/l）以下

γ-GTP是肝脏内胆管所制造的酶，与酒精的解毒功能有关。因饮酒过量而糖类摄取过多、甘油三酯增加而造成的脂肪肝或酒精性肝炎，都会使这个数值升高。

IU/l 的 IU 是世界卫生组织（WHO）所决定的"国际单位"简称。
它和克、米不同，标示的并不是固定的量，而是物质的效力（作用）。

减重 2 千克，脂肪肝就会消失？

若被医生告知有脂肪肝，改善的第一步就是减少饮酒（酒精）。除此之外，少吃油腻的食物，改善饮食习惯，并加上运动。先以减重2千克为目标，就算是体重100千克的人，从诊断时开始减重2千克，就能减缓脂肪肝。只要2千克就能换来肝脏的健康，何乐而不为呢？

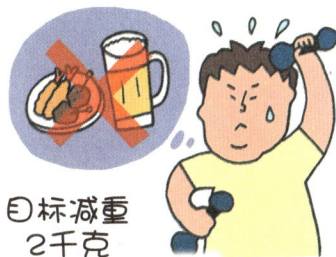

目标减重2千克

看过来!

急剧减肥也会引起脂肪肝

最近，在年轻女性之间有增加倾向的疾病是"低营养性脂肪肝"。由于激烈减肥导致肝脏中的甘油三酯不足，于是身体其他部分的脂肪便会集中送到肝脏，或者是分解肌肉中的蛋白质，转换为脂质，再囤积到肝脏，从而形成脂肪肝。

为什么饮酒会导致脂肪肝?

形成脂肪肝的原因之一，就是酒。饮酒而造成的肝脏疾病有"**酒精性肝硬化**"，但在那之前，会先诱发脂肪肝。

酒精送到肝脏后，会分解成"乙醛"的成分。之后，成为水和碳酸气体，与尿液一起排出。乙醛是一种对肝脏有害的物质，会削弱肝脏的功能，导致甘油三酯累积在肝脏里。

除此之外，酒精会促进葡萄糖分解作用，转换为甘油，成为甘油三酯的材料。喝酒时又常食用油炸食物作为下酒菜，种种因素加在一起，最后就容易导致脂肪肝。

内脏脂肪型肥胖诱发的
各种**重大疾病**

内脏脂肪型肥胖，是夺去我们生命的三大疾病中——心脏疾病与脑血管疾病两大疾病的危险因子。重大疾病发病前、代谢症候群发生时，最重要的就是改善身体。

脑血管疾病

是麻痹、瘫痪与痴呆症的诱因

我国居民的10大死因中，第一名是恶性肿瘤，也就是癌症。第二名则是脑血管疾病。

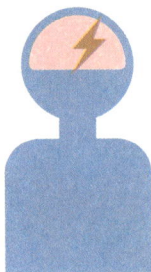

大脑有四条大动脉，再从大动脉分出许多细小血管，供给脑细胞氧气和养分，而以内脏脂肪型肥胖为主因所造成的动脉硬化，会使血管阻塞，氧气和养分无法通过，导致脑梗死。脑部的大血管一旦阻塞，容易导致运动障碍、感觉障碍、语言障碍；而细小血管阻塞，则容易并发痴呆症等疾病。

脑梗死发病时通常会伴随下列症状，例如发麻、说话大舌头、半边身体瘫痪等，这时应立即送医治疗。早期治疗，不但获救率高，更能减轻后遗症，甚至完全治愈。

别忽略脑梗死的征兆!

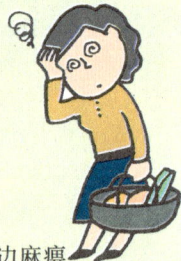

脑血管疾病中，血管阻塞造成的疾病即为脑梗死。脑梗死最重要的是早期发现、早期治疗。如果出现以下征兆，应立即就医!
- 颈部酸痛
- 耳鸣
- 双脚沉重，抬不起来
- 看东西出现叠影
- 想说话却说不出来
- 单眼或一半视野看不见
- 别人说的话，一时间无法理解
- 眩晕
- 身体半边麻痹
- 大舌头
- 食物突然咽不下去
- 手脚麻痹或瘫痪

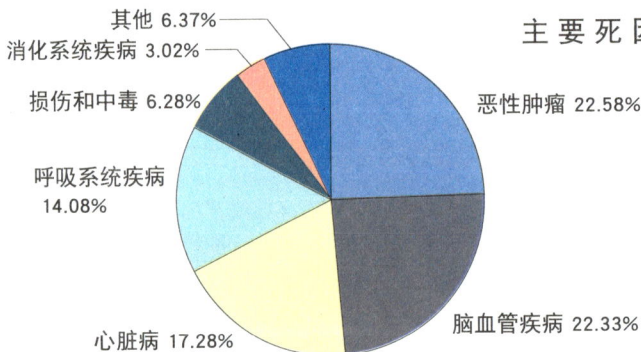

主要死因及死亡人数比例

- 其他 6.37%
- 消化系统疾病 3.02%
- 损伤和中毒 6.28%
- 呼吸系统疾病 14.08%
- 心脏病 17.28%
- 脑血管疾病 22.33%
- 恶性肿瘤 22.58%

心脏疾病

动脉硬化造成心肌梗死和心绞痛

10大死因中紧追在脑血管疾病之后的就是心脏疾病，内脏脂肪型肥胖是其中的危险因子之一。

心脏由心肌所组成，它会不停地跳动，将血液传送到全身各处。而提供氧气和养分给心脏的，则是包围心脏的冠状动脉。

内脏脂肪型肥胖会导致动脉硬化（参照44页），冠状动脉也不例外。当**动脉硬化**的魔掌伸向这条支撑心脏活动的重要血管时，就会诱发**心绞痛和心肌梗死**等心脏疾病。

冠状动脉因为动脉硬化而变得狭窄，无法再供给心肌充分的养分和氧气。这种状态就是心绞痛。刚开始，会在运动、血液循环加速时发作，严重时，即使在平静的状态也会发作。

心肌梗死是指**动脉粥样硬化**产生血栓，塞住血管，使血液完全无法流通的状态。因为氧气、养分完全无法到达心脏，所以心肌以极快的速度坏死。如果不立即急救处置，便会危及生命，是非常严重的病症。

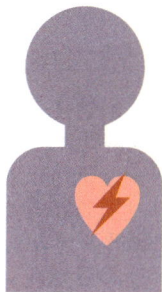

糖尿病与并发症

可怕之处在于末梢神经或肾脏产生的并发症

高血糖状态一直持续下去，就会演变为糖尿病。糖尿病可分为几乎不分泌胰岛素的"第一型糖尿病"和因为胰岛素抗阻性而产生的"第二型糖尿病"。代谢症候群患者通常容易并发"第二型糖尿病"。

糖尿病有"沉默杀手"之称，即使病情恶化，患者仍毫无察觉，等察觉时，全身已经问题重重了。

此外，糖尿病还会引起其他并发症，例如诱发感觉麻痹、坏疽的"神经病变"以及造成失明的"视网膜病变"。

此外，并发症状最可怕的是"肾病变"。肾脏是身体的"过滤装置"。若产生病变，有害物质就会积存在体内，导致肾衰竭，进而危及生命。

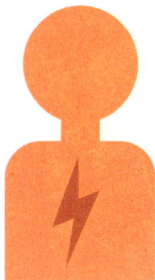

看过来!

糖尿病明显的自觉症状

糖尿病初期，几乎没有症状。一旦出现症状，就表示可能已经长期处于高血糖状态。如果有喉干、懒散、容易疲倦、怎么也吃不胖等症状，也许已有5～6年的高血糖病史，必须接受检查。

肝硬化

发病时为时已晚，是肝脏的重大疾病

肝硬化是指肝脏变硬、纤维化的疾病。肝硬化产生的原因大多是 C 型肝炎等病毒性疾病。长期的饮食过量、饮酒过量，自然会导致肝硬化。通常这种状况，是先从脂肪肝（参照 50 页）演变为肝炎，再演变为肝硬化的。

虽说肝脏就算失去70％的功能还是可以再生，但是若病变遍布整个肝脏，就不可能再生了。肝硬化正因为危及生命，因此事先的预防非常重要。

最近发现，脂肪肝有相当大的比例会演变为肝硬化，统称为"NASH"（非酒精性脂肪肝炎）（参照下文）。

（ 内脏脂肪型肥胖诱发的其他疾病 ）

内脏脂肪型肥胖不仅会带来心脏和脑血管的疾病，在人体各部位都会造成影响，可以说是疾病的导火线。内脏脂肪型肥胖，除了称为"万恶之源"外，没有别的字眼可以形容。

NASH（非酒精性脂肪肝炎）

"NASH"是指很少饮酒，或几乎滴酒不沾的人会发生的疾病。它是从脂肪肝演变而来，在肝脏细胞出现炎症。NASH 恶化之后，也可能发展为肝硬化或肝癌。它的起因是饮食过量、运动不足所引起的生活习惯病。

痛风（高尿酸血症）

指体内垃圾——"尿酸"在血液中增加的状态。若是出现脚拇指根部剧痛的症状，就是"痛风"。若是没有症状，只是检查的数值偏高，则是"高尿酸血症"。由于内脏脂肪积存，尿酸无法顺利排出，因此发生痛风的人有甘油三酯值过高的倾向。由此可知，甘油三酯值与尿酸值是成正比的。

其他

甘油三酯过高，血液内的胆固醇值也跟着升高。胆固醇会结晶化，胆管也产生结晶，即为胆结石。最近的研究指出，它的发生率是非内脏脂肪型肥胖者的1.7倍。除此之外，也容易诱发大肠癌，千万不可轻视。

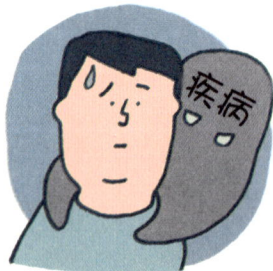

第四章

改善甘油三酯值的诀窍

若想让甘油三酯值维持正常，
就从饮食、运动与生活习惯三个要点下手吧！

现在马上审视你的饮食生活!

请在符合的项目□中打钩。

1 □ 不吃早餐

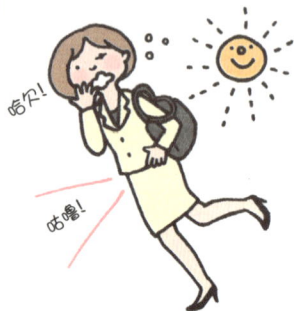

2 □ 经常到深夜才吃饭

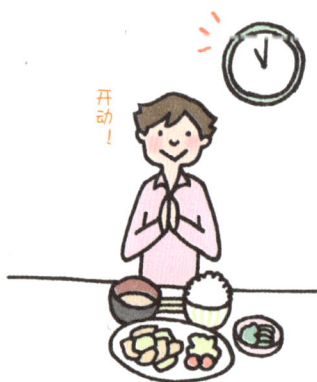

3 □ 喜欢吃用油炒或油炸的食物

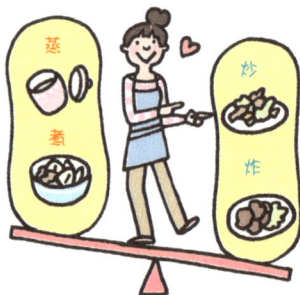

4 □ 常食用大量米饭或面条等碳水化合物

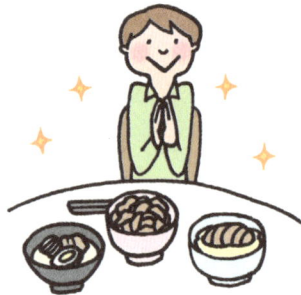

5 □ 不太吃蔬菜、菇蕈类和海藻类

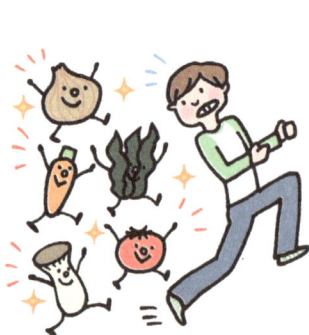

6 □ 吃饭时非吃到撑才满足

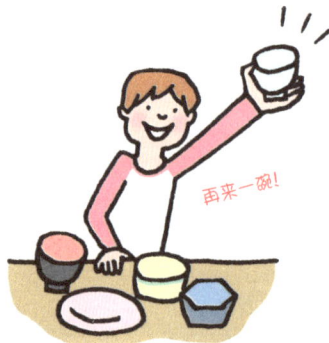

7 □ 吃东西不太咀嚼，吃得很快

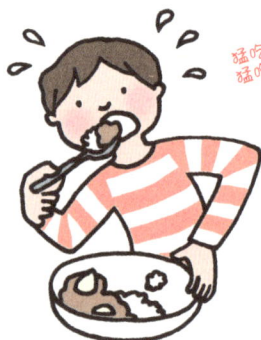

8 ☐ 不太吃鱼类

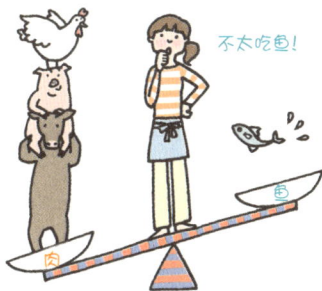

不太吃鱼！

9 ☐ 经常外出就餐

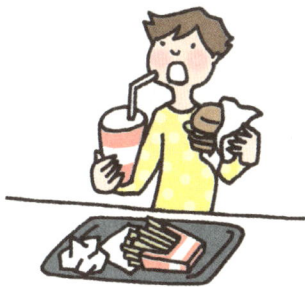

10 ☐ 喜欢甜食和碳酸饮料

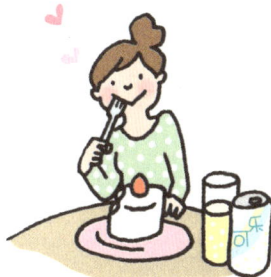

11 ☐ 吃很多零食

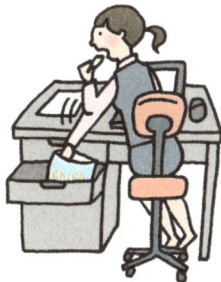

12 ☐ 每天喝酒，饮酒量大

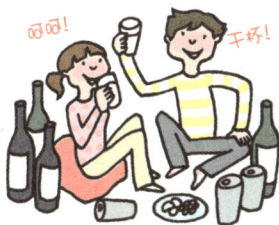

嗝嗝！ 干好！

你的健康亮了几个红灯呢？

0 个	太棒了！保持现在的生活。
1～3 个	只差一点，请努力别再增加。
4～6 个	危险！请调整生活状态。
7 个以上	极有可能甘油三酯值过高！

结果·解说

1 2 ▶ P66

三餐定时吃

一日三餐是饮食的基本原则。不吃早餐、深夜吃东西都会增加甘油三酯。

3 4 5 ▶ P66、P70、P72、P74、P78

保持均衡的饮食

均衡摄取碳水化合物、蛋白质、脂质，多吃富含维生素、矿物质、膳食纤维的蔬菜，尤其要注意，摄取过多碳水化合物，也会增加甘油三酯。

6 7 ▶ P68

吃太多、吃太快都不行

饮食过量是甘油三酯积存在体内的最大因素。细嚼慢咽、七分饱，就能防止饮食过量。

8 ▶ P80

积极摄取鱼类

青背鱼含有丰富的DHA、EPA，可减少甘油三酯，是应积极摄取的食材。吃肉的时候，尽量选择脂质少的部位。

9 ▶ P88

尽可能减少外出就餐

高卡路里、营养不均衡的快餐食品，应尽可能减少，并谨慎选择菜色。

10 11 ▶ P90

留意零食、甜点的摄取

糖分多的零食、饮料、糖果，不仅会使甘油三酯上升，还是各种生活习惯病的源头。

12 ▶ P92

饮酒要适量

若要喝酒，应保持适量，每星期设定几天养肝日。下酒菜也要选择低卡路里的食物。

现在立刻审视你的
运动与生活习惯！

请在符合的项目□中打钩。

1 □没有运动的习惯

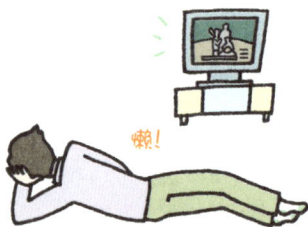

2 □经常利用汽车或出租车代步

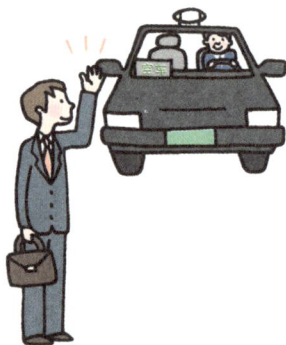

3 □不爱走楼梯，一向搭乘电梯或电扶梯

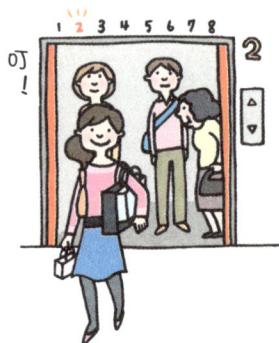

懒！

叮！

1 2 3 4 5 6 7 8 2

4 □天天觉得疲劳、压力大

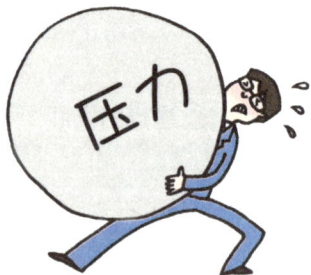

5 □吸烟

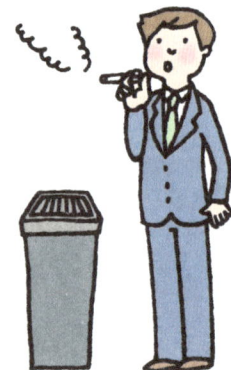

6 □用吃来消除压力

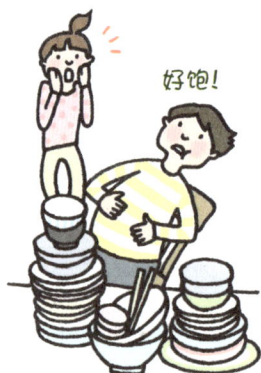

压力

好饱！

7　☐不太泡澡，洗澡多用淋浴

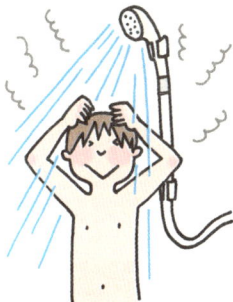

8　☐慢性睡眠不足

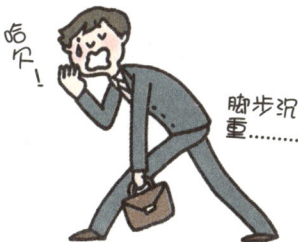

哈欠！

脚步沉重………

9　☐生活不规律

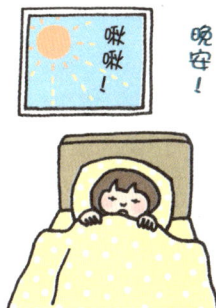

呼呼！

晚安！

10　☐经常便秘

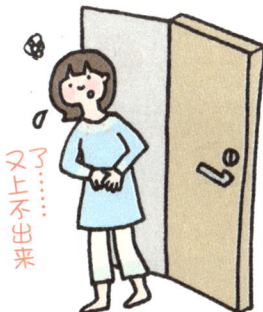

了……又上不出来

11　☐不了解自己的健康状况

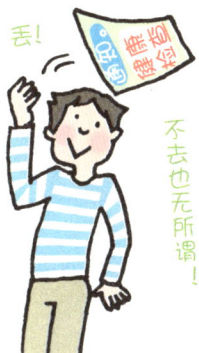

丢！

不去也无所谓！

你的健康亮了几个红灯呢？

0个	太棒了! 保持现在的生活。
1～3个	只差一点，请努力别再增加。
4～6个	危险! 请调整生活状态。
7个以上	极有可能甘油三酯值过高!

结果·解说

1 2 3　▶ P126

培养活动身体的习惯

生活中的活动量如果增加，甘油三酯就会减少，内脏脂肪也会减少。每天的生活中，养成活动身体的习惯，非常重要。

4 5　▶ P156

与压力和平共存

过度的压力，会引起暴饮暴食，搅乱生活规律，进而诱发高甘油三酯血症。请适时舒缓压力。

6　▶ P152

吸烟是动脉硬化的诱因

吸烟会加速甘油三酯的合成，导致动脉硬化的发生。吸烟百害而无一利，建议您立刻戒烟。

7　▶ P154

每天泡澡

入浴泡澡有燃烧脂肪的效果，同时也可以消除疲劳、放松身心，对健康非常有益。

8 9　▶ P155

优质的睡眠

慢性的睡眠不足，不但会增加甘油三酯，也是诱发糖尿病的主因。请尽量设法拥有优质的睡眠。

10　▶ P156

便秘是肥胖之源

长期的便秘，导致体质变得容易累积脂肪。尤其是内脏脂肪型肥胖的人更容易便秘，应找到解决方法。

11　▶ P158

养成定期体检的习惯

甘油三酯即使增加，也几乎没有自觉症状。因此，定期接受健康检查十分重要，我们必须时时了解自己的身体。

59

饮食与运动疗法双管齐下
是改善甘油三酯值的捷径

计 算 每 天 应 摄 取 的 热 量

参考下面公式，算出自己每天需要摄取的热量。算出的热量为早、中、晚三餐的总量，每天不能超出这个总量，作为防止饮食过量的警戒线。

1 基础代谢标准值

		15～17 岁	18～29 岁	30～49 岁	50 岁以上
男性		27.0 大卡	24.0 大卡	22.3 大卡	21.5 大卡
女性		25.3 大卡	23.6 大卡	21.7 大卡	20.7 大卡

大卡

2 标准体重

身高 □ 米 × 身高 □ 米 × 22

= □ 千克

3 身体活动指数

□

指数 1.50	低	每天多半时间都坐在办公桌前，很少起来活动的上班族。
指数 1.75	普通	虽然多半时间是坐着，不过偶尔还是会站起来活动，或是走路上下班、外出购物、做家务等，也会做些轻松一点儿的运动。
指数 2.00	高	工作时必须四处走动或站着，或是会做些剧烈运动的人。

计算公式
① □ 大卡 × ② □ 千克 × ③ □

= 1天应摄取的卡路里量 □ 大卡

消耗的卡路里需多于摄取的卡路里

极端控制饮食，甘油三酯虽会减少，但基础代谢也会降低，成为脂肪不易燃烧的体质。若想**健康地改善甘油三酯值，就必须饮食和运动双管齐下**。将食物中摄取的卡路里，通过运动有效地消耗。

开始饮食疗法之前，请先计算每天适当的卡路里摄取量，再与平常自己一天摄取的卡路里作比较，这样就能了解每天应减少的卡路里量了。此外，内脏脂肪型肥胖的人应把目标放在减少腹围上，可以参考右页，看看一天约减多少卡路里，然后再确立目标。

如果能掌握应减少的卡路里量，并同时进行饮食和运动疗法，就能有效改善甘油三酯值。

制定目标减少腹围

男性腹围超过90厘米，女性超过80厘米的人，请根据下列①～⑤的顺序计算，设计一套适合自己的减少腹围的方法。最理想的方式是饮食和运动疗法同时进行，也可根据个人情况，加重其中一方的比重。

减 围 计 划 表

你的腹围是多少？

① ☐ 厘米

目标腹围是多少？

② ☐ 厘米

代谢症候群标准值的腹围是男性90厘米，女性80厘米。若超过这个数字过多时，可以先制定阶段性目标，不可太勉强自己。

达成目标需要多少时间？

有点努力的计划
①－② ☐ 厘米 ÷ 0.5 厘米/月 ＝ **③** ☐ 个月

很努力的计划
①－② ☐ 厘米 ÷ 1 厘米/月 ＝ **③** ☐ 个月

超级努力的计划
①－② ☐ 厘米 ÷ 2 厘米/月 ＝ **③** ☐ 个月

为达成目标，应减少多少卡路里量？

①－② ☐ 厘米 ×7000大卡 ＝ **④** ☐ 大卡

※腹围减少1厘米（体重减少1千克）约需要 7000 大卡

④ ☐ 大卡 ÷ **③** ☐ 个月 ÷ 30日 ＝ **⑤** ☐ 大卡

一天减少的卡路里量

一天应减少多少卡路里量？

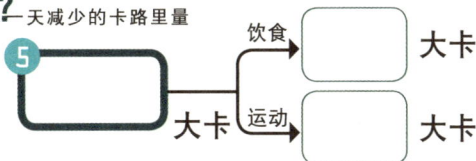

一天减少的卡路里量

⑤ ☐ 大卡
→ 饮食 ☐ 大卡
→ 运动 ☐ 大卡

左页计算的是一天应摄取的热量，和自己现在实际的卡路里摄取量相比，如果明显超出很多的话，就该把重点放在饮食疗法上。相反的，如果吃得不多却有内脏脂肪型肥胖的人，就该以运动为主。

61

你的肥胖是哪种类型？

利用BMI与腹围了解你的肥胖类型

算出自己的腹围和BMI的数值，对应到你的肥胖类型，最重要的是，先了解自己的状态。

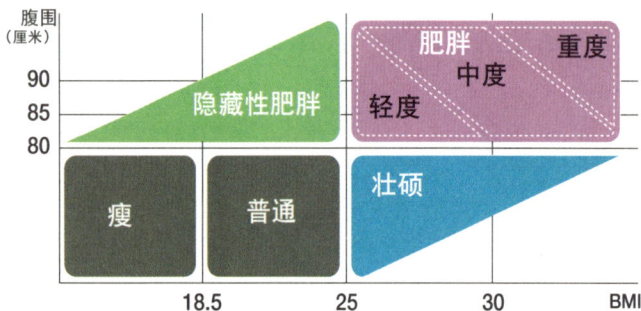

腹围
（厘米）

	肥胖	
	隐藏性肥胖	中度 重度
90 85 80		轻度
	瘦 普通	壮硕

18.5　　　25　　　　30　　　BMI

BMI的计算方法

体重÷身高÷身高		
（千克）　（米）　（米）		
≤18.5		体重过轻
18.5～≤25		标准体重
≥25		肥胖

轻度肥胖

现在只是轻度肥胖，但若是置之不理，肥胖问题便会日渐加剧。若能立即实施减肥计划，肥胖问题就能轻易地改善，因此，请重新审视自己的生活习惯吧，就改善而言，不妨努力控制饮食的卡路里摄取量与运动量。光是利用爬楼梯来活动身体，就能增加卡路里消耗量。

中度肥胖

中度肥胖时，下巴、下腹部和侧腹部都有脂肪堆积的情况，腹围超过正常值但体重没有过重。若继续发展会诱发脂质异常症等疾病。第一要务，是在饮食上控制热量，增加轻量运动，减去多余脂肪。

重度肥胖

肥胖发展到这个程度，将会对日常生活造成障碍。若想进行饮食控制，最好向医生咨询后再进行。剧烈的运动会对身体造成负担，建议从伸展运动开始，重点在于养成活动身体的习惯。习惯之后，再增加轻量的运动。

壮硕

这个类型大多是体育专业、社团出身的人，处于肌肉上有脂肪附着的状态。这类型的人极有可能是因为运动量不如以往那么大，但却依旧摄取同等的热量。由于肌肉还不少，可以采取强度较高的运动，解决过量饮食的问题。

隐藏性肥胖

尽管外型或BMI值都正常，但小腹却凸出来了。很多女性都属于这种类型。隐藏性肥胖大多是因为内脏脂肪累积而造成的，因此非常危险。置之不理的话，将有罹患代谢症候群的风险，应尽早寻求对策。

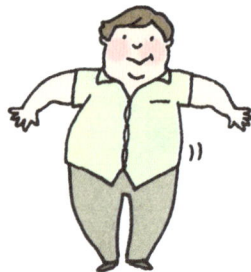

了解自己的肥胖类型，掌握改善诀窍

多余的甘油三酯主要囤积在内脏和皮下，脂肪含量超过一定的程度，就称为肥胖。但肥胖只是一个概括性的字眼，其实它有很多类型。我们通常用BMI作为表示肥胖度的指数（参照28页），但这种方式常常会忽略了危险的内脏脂肪型肥胖。上图是将腹围的数值与BMI组合，分析出肥胖的类型，**依据不同的肥胖类型，改善的方法也各不相同，所以我们要首先了解自己是哪一种肥胖。**

饮食或运动疗法正式开始时，**建议把每天的饮食内容和运动内容也记录下来**，参照体重和腹围的数值，效果会更显著，也会更有动力！请把右页的表格复印下来，用心记录吧！

一 周 记 录 表

	早餐	午餐	晚餐	运动量	体重、腰围	备注（零食、夜宵）
范例	吐司一片 煎蛋 番茄 香蕉 （用餐时间 8：00）	盒饭 米饭 炸鸡 马铃薯沙拉 水煮蔬菜 （用餐时间 12：00）	米饭两碗 盐烤鲭鱼 **炖羊栖菜** 豆酱豆腐汤 （用餐时间 20：00）	提早一站下车，走路回家。 （多·普通·少）	80千克 90厘米	由于晚餐吃太多，睡前又喝了啤酒，明天要多走点路。
周一	（用餐时间　：　）	（用餐时间　：　）	（用餐时间　：　）	（多·普通·少）	千克 厘米	
周二	（用餐时间　：　）	（用餐时间　：　）	（用餐时间　：　）	（多·普通·少）	千克 厘米	
周三	（用餐时间　：　）	（用餐时间　：　）	（用餐时间　：　）	（多·普通·少）	千克 厘米	
周四	（用餐时间　：　）	（用餐时间　：　）	（用餐时间　：　）	（多·普通·少）	千克 厘米	
周五	（用餐时间　：　）	（用餐时间　：　）	（用餐时间　：　）	（多·普通·少）	千克 厘米	
周六	（用餐时间　：　）	（用餐时间　：　）	（用餐时间　：　）	（多·普通·少）	千克 厘米	
周日	（用餐时间　：　）	（用餐时间　：　）	（用餐时间　：　）	（多·普通·少）	千克 厘米	

改善甘油三酯值的五大饮食要点

甘油三酯增加的最大原因，就是饮食生活的紊乱。不改善饮食习惯，甘油三酯是不可能减少的。请大家重新审视每天的饮食，踏出改善饮食的第一步。

牢记重点，饮食疗法非常简单！

吃到肚子撑才停，摄取过量米饭、面条等碳水化合物，几乎不吃蔬菜和海鲜类，经常吃油炸或肉类，喜欢喝酒或吃甜食……这些习惯是不是听起来很耳熟？**甘油三酯值偏高的人，饮食生活大多很紊乱，**如果置之不理，想不肥胖或动脉硬化也难。

说到饮食疗法，很多人都会联想到极端的饮食控制，但其实**保持营养均衡、适量摄取是最重要的。**接下来我们将提出五个要点作为参考，从做得到的部分开始实践，采取多种食材和烹调方式的饮食疗法，便可轻松降低甘油三酯。

第一点 营养要均衡 三餐要定时

遵守每天适当的卡路里摄取量，戒掉暴饮暴食的坏习惯。吃饭时细嚼慢咽，就能预防饮食过量。最重要的是摄取均衡的营养，可以选择主食、主菜、副菜齐全的套餐，此外遵守三餐定时定量的基本原则，晚餐可补充早餐和午餐摄取不足的营养。

▶ P66

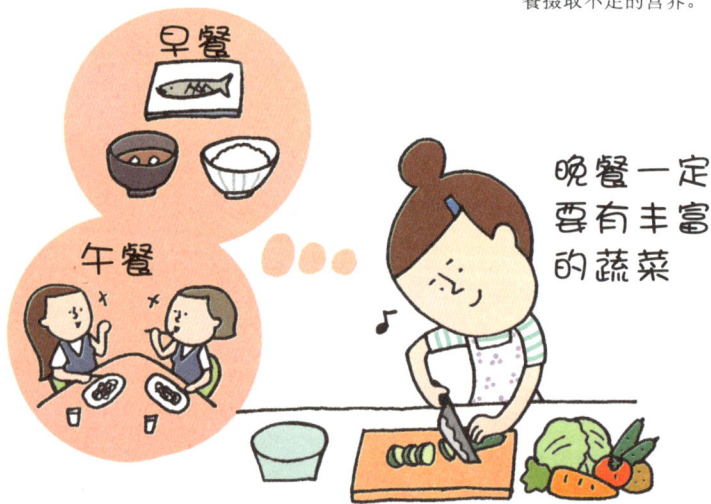

晚餐一定要有丰富的蔬菜

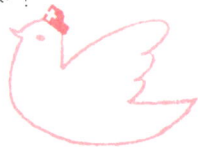

正确改善饮食生活！掌握要点

第二点 均衡摄取五大营养素与膳食纤维

每天均衡摄取必需的营养素，是改善甘油三酯、塑造健康身体的基础。不妨组合各种食品，放进饮食中吧。请各位先来了解一下各种营养素的功能。

碳水化合物、蛋白质与脂质

▶ P70

构成人体最重要的三大营养素，在摄取时必须有适当分配，像肉类等脂质不能摄取过量。在意甘油三酯值的人，也必须留意碳水化合物的摄取量。米饭、面包、面食类都严禁摄取过量。

膳食纤维

▶ P72

有"第六营养素"之称，具有改善甘油三酯值的作用，菇蕈类、海藻类和蔬菜都富含膳食纤维，应多多摄取。

维生素

▶ P74

可协助其他营养素，调整体质。抗氧化作用强，水果、蔬菜、薯类都富含维生素。

矿物质

▶ P78

是构成骨骼、牙齿的素材，可调整身体体质、预防血症异常症。海藻类、海鲜类、豆类、谷类、蔬菜、乳制品中都有丰富含量。

第三点 肉和鱼类当主菜吃得健康又聪明

用海鲜来做主菜，比肉类做主菜更好。特别是鲭鱼等青背鱼类，富含能减少甘油三酯的DHA和EPA，应该多多食用。食用肉类的时候，也应选择油脂较少的部位，留意不要摄取过量。

▶ P80

第四点 烹调时多费点心思

盐分多的菜肴，是主食摄取过量的主因。烹调时应多留意减少用盐量，此外，食用油和砂糖也要减少，预防热量摄取过多。

● 用盐量请减少
● 食用油以不饱和脂肪酸为主
● 肉类以不需用油处理的为主
● 鱼类最好用生食、水煮、火烤的方式制作
● 烹调时不要加太多白砂糖调味

▶ P82

第五点 提高食品和食材的选择能力，每天变化各种菜色

脂质、糖分过多、高卡路里的食物，一定注意不要吃太多。饮酒也要节制。每天餐点尽可能选择可改善甘油三酯值的食材。

▶ P86、P88、P90、P92、P98～P113

BAD 勿摄取过量的食品、食材

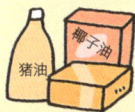 油脂

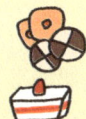 甜点

碳水化合物

油脂多的肉类

酒精

水果

GOOD 应多摄取的食品、食材

黄豆、黄豆制品

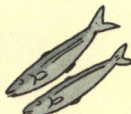 青背鱼

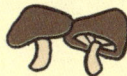 菇蕈类

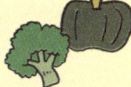 蔬菜

薯类

根茎类

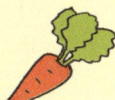 海藻类

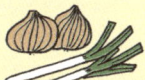 洋葱、长葱

一日三餐营养均衡的饮食

均衡的饮食基础，在于主食、主菜、副菜的"套餐形式"。每天从6种基础食材中选出30种，均衡摄取必需营养素。

养成一日三餐均衡摄取的饮食习惯

饮食过量确实会增加甘油三酯。因此，**改善甘油三酯的第一步，便是遵守适当的卡路里摄取量**（参照60页），请特别留意饮食量的多寡。碳水化合物、蛋白质和脂质，这三大营养素要适量均衡摄取，过与不及都不行。富含维生素、矿物质与膳食纤维的蔬菜等食材，也要充分摄取。

再者，一天吃三餐也是饮食的重点。早餐一定要吃饱，因为如果一餐没吃，身体处于饥饿状态，下一餐就容易暴饮暴食，饮食过量，所以，"早餐不吃容易胖"这句话一点儿也不假。考虑到人们的生活形态，饮食量以**早餐三份、午餐四份、晚餐三份**的比例最为理想。晚上尽量不要太晚进食，应养成在同一时间规律吃饭的习惯。

六大类基础食物

六大类基础食物是根据营养素将食物分为六类，每类中选几项，一天合计选择三十项以上的食物，就能有完整的平衡营养。最理想的状况是，每餐都能吃到各类一项以上。

第一类 肉类、海鲜类、蛋、黄豆

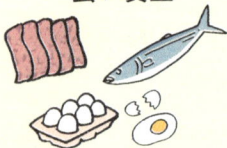

以提供蛋白质为主，是骨骼、血液、肌肉的构成素材。

一天 6~8 种为准

第二类 牛奶、乳制品、小鱼、海藻类等

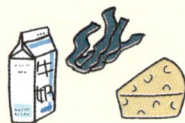

以提供钙质为主，是骨骼和牙齿的构成素材。

一天 2~4 种为准

第三类 深色蔬菜

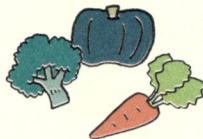

以提供β-胡萝卜素为主，能维护皮肤、黏膜的健康。

一天 3~6 种为准

第四类 浅色蔬菜、水果

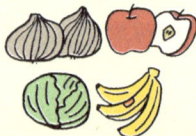

以提供维生素、矿物质为主，能调节身体机能。

一天 6~12 种为准

第五类 米饭、面包、面食、薯类

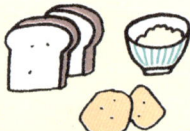

以提供糖类为主，是能量和体温的来源。

一天 3~6 种为准

第六类 油脂（色拉油、奶油等）

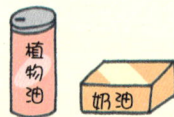

以提供脂质为主，是能量和体温的来源。

一天 3~4 种为准

（ 营养均衡的菜单 ）

碳水化合物、蛋白质、脂质、维生素、矿物质必须均衡摄取。由于维生素、矿物质经常摄取不足，可用副菜和水果来补足。

副菜

蔬菜、薯类、豆类、海藻类、菇蕈类等做成的小菜。每餐应有1～2种。

主食

米饭、面包、面食等主食是餐点的中心。但是，注意不要摄取过量，决定好食用量之后再吃。

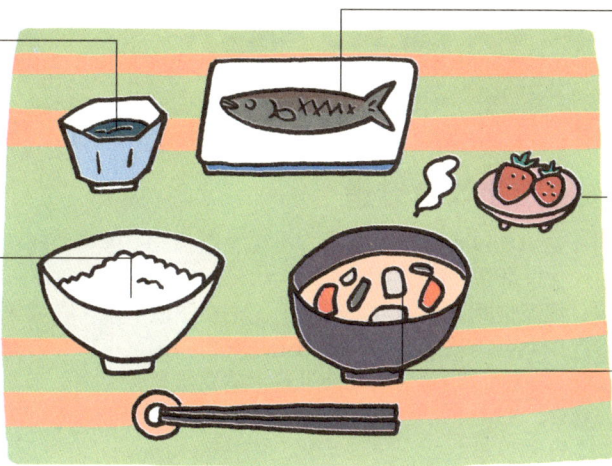

主菜

以肉、鱼、蛋、黄豆制品等富含蛋白质为主的菜肴，1种即可。

其他（水果）

如果有摄取不足的营养素，可通过添加1盘水果来补充。

汤（副菜）

加入蔬菜、海藻类、黄豆制品等，来补充营养。但是盐分较多，1天1碗即可。

烹 调 重 点

第一点	注意分量不要做太多

主食与主菜各以1道为原则。副菜可依据应摄取的营养素，准备1～2道，不要做得太多。

第二点	选择的食材要低卡路里

饮食疗法中，尽可能选择低卡路里的食材。尤其肉类和鱼类的脂质含量，随种类和部位而有所差异。

第三点	减少卡路里的烹调方式

煮、烤、蒸等烹调方式都能降低卡路里。烹调时尽量发挥各食材的营养特性也很重要。

第四点	只有1道菜用油烹调

只有1道菜用油烹调。使用时要计算，并维持少量。最好多使用富含不饱和脂肪酸的橄榄油。

营养均衡的套餐形式最好

想做一份营养均衡的菜单，以**主食、主菜和副菜1组3道的"套餐模式"**为最简便的方法，再加上补充营养不足的汤和水果，就完成一份营养均衡的菜单了。

甘油三酯值偏高的人，最好选择清爽的餐点。原因是这种饮食少油、低卡路里，而且用的都是营养均衡的蔬菜、菇蕈类、海藻类、青背鱼等能改善甘油三酯值的食材。此外，米饭比面包耐咀嚼，容易得到饱足感，可预防饮食过量。若能再进一步以糙米为主食，就能摄取到更丰富的膳食纤维和维生素。

在食用方法上多下点儿功夫，
提升饮食改善的效果

吃得太快、两餐并为一餐、吃到撑为止……

若长期以这种方式进食，甘油三酯值自然会增加，吃饭时也请注意"进食的方式"。

细嚼慢咽的习惯能防止饮食过量

甘油三酯偏高的人绝对不可饮食过量，也许很多人会说："你说的这些我都懂，可就是改不掉。"其实，防止饮食过量是有诀窍的。

一定要牢记一点：**细嚼慢咽。食物放进嘴里后，把筷子放下来，在嘴里咀嚼30次**，这样一来，大脑的饱足中枢受到刺激，就很容易得到饱足感。因为饱足中枢通常是在开始进食20分钟后才会受到刺激，所以多花点时间咀嚼，就能以较少的食用量得到饱足感。如果能运用富含膳食纤维、具有嚼劲的食材，更可以防止狼吞虎咽的现象。

预防脂肪累积与血糖值上升

空腹时狼吞虎咽，血糖值会急速上升，胰岛素因而分泌过多，累积在肝脏进行脂肪的合成。为了防止血糖值急速上升，应把胰岛素的分泌控制在最小限度内。这里可以参考GI（Glycemic Index）值，它是饭后血糖值上升速度的数值化。以摄取葡萄糖水溶液100为标准点来计算，数值越低的食物，血糖值上升得越缓慢，若从GI值低的食物开始吃，就可防止血糖急速上升。值得注意的是，碳水化合物和高糖分的食材，GI值都很高。

常见食物的 GI 值

因为血糖值下降，才会觉得肚子饿。如果从 GI 值低的食品开始吃，血糖值上升缓慢，比较容易产生饱足感。不妨记住常见食物的 GI 值，并且留心避开 GI 值在 61 以上的食物（下方标色部分）。

主食	甜面包类	95
	法国面包	93
	吐司	91
	精制白米	84
	乌龙面（生）	80
	通心粉（干）	65
	糙米	56
	全麦面粉	50
肉海鲜	竹轮	55
	牛肉（腿肉、里脊肉、肉馅）	46
	鲭鱼	40
	章鱼、乌贼、虾	40

蔬菜	马铃薯	90
	胡萝卜	80
	玉米	70
	南瓜	65
	番茄	30
	菠菜	15
水果	凤梨	65
	草莓	29
点心	糖果	108
	巧克力	91
	冰淇淋	65
	布丁	52

（ 预防饮食过量的八大重点 ）

如果你是"不吃到撑就觉得没吃饱"的人，请审视自己的饮食习惯，根据问题进行改善，防止饮食过量。

第一点 把有嚼劲的食物加入菜肴中

在菜肴里加入根茎类蔬菜、叶菜类蔬菜、魔芋等富有嚼劲的食物，就可预防吃得太快或饮食过量。慢慢吃，也能得到饱足感。

第二点 只吃八分饱

"很饱=吃过量"，养成用餐"只吃八分饱"的习惯。如果老是吃太多，不妨一开始就把餐点分量准备得少一点儿。

第三点 从GI值或卡路里低的食物开始吃

用餐开始，先吃蔬菜类、海藻类等GI值低或卡路里低的食物，让血糖值慢慢上升，就比较容易产生饱足感。此外，米饭如果最后才吃，就不会吃太多。

第四点 先吃掉爱吃的食物别留到后面才吃

看到自己爱吃的菜，就算已经饱了，还是会忍不住一直往肚里塞，这是导致卡路里摄取过多的原因。所以爱吃的菜别留到最后，最好先把它吃了。

第五点 吃饭时不要一心二用

一边看电视、一边喝啤酒、一边聊天……"一心二用"的用餐模式，经常会使一顿饭吃得太久，所以用餐时就专注吃饭。

第六点 改掉"捡剩菜"的毛病

明明吃得很饱，但觉得"剩菜很浪费"而硬着头皮吃完。这是一种坏习惯。若是不想留剩菜，一开始就少做一点儿。经常吃剩菜的话，肯定会饮食过量。

第七点 不要对饥饿感反应过度

不要一感觉肚子饿，就马上吃东西，可以先喝点水应付一下，多忍几分钟，饥饿感就会消失了。

第八点 别在周末大快朵颐

虽然每天注意食量，但到了周末参加派对、酒宴时便大吃特吃，这样，一切努力都将回到原点。千万别找借口说"只有今天放假一天"。

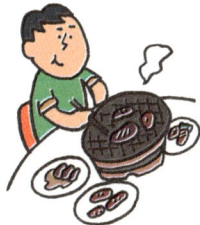

饮食方式须与生活模式配合

晚餐后如果立刻睡觉，热量难以消耗，就容易转为甘油三酯储存起来。因此，应该在睡眠前两小时结束用餐。但是，有时难免因为工作太忙，导致晚餐延迟。

在这种状况下，不妨趁工作的空档，先吃块饼干之类的零食填填肚子。回家后，不要吃主食，只吃菜，就可以控制睡眠前的卡路里摄取量。

此外，应该不少人用餐时间很短、经常外出就餐等，生活过得不太规律。但不要因为"反正这种生活只会让甘油三酯增加"而放弃，应仔细想想如何配合自己的生活节奏，找出切实可行的饮食疗法才对。

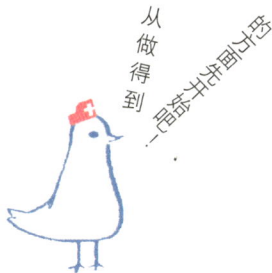

从做得到的事情开始做起

69

聪明摄取碳水化合物、蛋白质与脂质

碳水化合物、蛋白质、脂质号称"三大营养素"，它们是构成身体的细胞原料和能量来源，具有重要的功能。建议大家学会如何聪明摄取三大营养素吧！

三大营养素的主要功能

想改善甘油三酯值，得先从适量摄取三大营养素做起。适量的摄取比例见下表。甘油三酯值偏高的人，最好降低碳水化合物的摄取比例。

营养素	碳水化合物	蛋白质	脂质
功能	糖类（单糖、双糖、多糖、低聚糖）与膳食纤维的总称。糖类在体内分解为葡萄糖，每克约可转换为4大卡的热量。	构成肌肉、器官的主要成分。会制造消化、代谢所需的酶、荷尔蒙、免疫抗体、神经传达物质等。	身体能量的来源，也是细胞膜、血液、荷尔蒙的材料，是吸收维生素A、D、E等时不可缺少的元素。
主要食材	谷类（米饭、面包、面食等原料）、薯类、水果、砂糖等。	肉类、海鲜类、黄豆、黄豆制品、蛋、牛奶、乳制品等。	植物油、鱼油、奶油、猪油、牛油、坚果类、海鲜类等。
不足时	基础体力降低、容易疲倦。除了免疫力降低、肝脏解毒作用降低，还会出现皮肤粗糙的症状。除此之外，脑部功能也会产生障碍。	体力、免疫力降低，容易疲倦、贫血，肌肉量会减少。也是造成儿童成长障碍的原因之一。	细胞膜、血管变得脆弱，容易产生循环系统疾病。此外，体力、免疫功能降低，还可能诱发皮肤炎。
占总摄取卡路里的预期分配比例	55%~60%	15%~20%	20%~25%

碳水化合物

不用极端限制，但应避免过量

碳水化合物大概分为在身体里作为能量使用的糖类，和不能消化的膳食纤维。糖类会成为身体的能量，因此是生存不可或缺的元素，但**由于摄取过度而消耗不了的糖类，就会堆积在脂肪细胞，成为甘油三酯**。说到糖类，也许你会想到砂糖等糖分，其实我们吃的米饭、面粉中所含的淀粉，也是糖类。这些食物经常会不自觉地摄取过量，**为了改善甘油三酯值，最好控制摄取量**。

话虽如此，但也不能极端控制，如果正餐只吃菜的话，也会陷入高卡路里、高脂质的状态。而且，主食不足会令饥饿感增强，最后以零食来取代。因此，保持适量的碳水化合物摄取是十分必要的。

蛋白质

均衡摄取含有必需氨基酸的食品

蛋白质是构成身体的主要素材，所以又有"生命元素"之称。组成蛋白质的是氨基酸，共有20种左右，其中9种无法在体内合成，必须从食物中摄取，这些氨基酸称为"必需氨基酸"，含有丰富均衡的必需氨基酸的食物，称为"优质蛋白质源"。

称得上优质蛋白质源的食物，以动物性食品居多，最具代表性的是肉类、海鲜类、蛋、奶酪。在植物性方面，有黄豆、黄豆制品。这些食物，应每天均衡摄取。不过，动物性食品的脂质较多，其中很多脂质的热量都占总卡路里的一半以上，要小心摄取过量的问题。

我还有疑问!

什么食品的胆固醇比较高?

由于甘油三酯偏高的人通常胆固醇值也高，所以也应同时注意胆固醇的过度摄取。鸡蛋（蛋黄）或鱼卵、腌乌贼或小鱼干等海鲜加工制品、猪肝等内脏都含有较多胆固醇，应将每次的食用量减少。

脂 质

适量摄取优质的脂质

脂质虽是供给身体能量的重要营养素，但它的卡路里量每克约有9大卡，热量非常高（蛋白质和碳水化合物每克约4大卡），如果摄取太多便会累积甘油三酯。

但是，脂质不足时体力会降低，也会产生种种弊端（参照左页），所以一日摄取的营养素中，最好有20%～25%来自脂质，**摄取时，要注意"质"和"量"同样重要**。脂质的"质"（种类和个别的功能）如下：

脂质可大致分为饱和脂肪酸、单元不饱和脂肪酸、多元不饱和脂肪酸。其中，**肉类脂质多含有的饱和脂肪酸会增加甘油三酯和LDL胆固醇，切忌摄取过量。**

另一方面，植物性脂肪含有较多单元不饱和脂肪酸、多元不饱和脂肪酸，有减少甘油三酯和胆固醇的作用，因此建议大家在摄取脂质时，以每天摄取1大匙左右的植物油较佳。

烹调时选择油酸丰富的食材

油酸是单元不饱和脂肪酸之一，具有维持HDL胆固醇值的作用，而且对于因甘油三酯过多而产生的动脉硬化，也有预防效果。建议在烹调时，选用含丰富油酸的橄榄油和芥花籽油。但这种油容易氧化，尽可能趁新鲜时使用（参照83页）。

看过来!

碳水化合物比脂质更会增加甘油三酯?

最近有专家认为"碳水化合物比脂质更会增加甘油三酯"。现已证实两者皆会影响甘油三酯，但哪个影响较大要依据食物的分量与热量比例来判断。我们平日的饮食习惯很难避免碳水化合物，不仅米饭和面包，砂糖和水果也是碳水化合物，要小心不要摄取过量。

积极摄取膳食纤维来降低甘油三酯

膳食纤维的作用之一，是吸收肠内多余的甘油三酯、胆固醇和糖分等，将它们排出体外。含丰富低卡路里，容易有饱足感的膳食纤维食品，应积极摄取。

能排泄甘油三酯，预防并改善肥胖

膳食纤维指的是无法靠人体的消化酶分解，也不能被体内吸收、利用的成分。由于它无法被消化、吸收，所以，从前被视为"食物的残渣"。但现在已经证实，它有多种有益作用，**因而成为万众瞩目的重要营养素。**

膳食纤维的主要功能有预防并消除便秘、增加肠内益生菌并调整肠道环境、排出肠道内的有害物质等。

而且，**膳食纤维还可吸收肠内多余的甘油三酯、胆固醇与糖类，随粪便一起排出**，因而具有降低甘油三酯值的效果（参照下图），为了预防并改善血脂异常症和肥胖，请每天摄取膳食纤维。

目标是每天从各种食材中摄取25克

每当说到现代人营养素不足时，就会提起膳食纤维。为了有效预防血脂异常症和生活习惯病，**建议每天至少摄取25克。**大家不妨在每日饮食中加入富含膳食纤维的食物，有意识地食用。

若以每日摄取25克的膳食纤维为目标，每日须食用蔬菜350克以上，薯类或全谷类500克左右，水果300克，豆类60克。谷类、海藻类、菇蕈类、黄豆、黄豆制品等均含有大量膳食纤维，可将这些食材组合搭配，均衡摄取。不过，膳食纤维有排出其他营养素的功能，因此不宜摄取过多，尤其是腹泻的时候，特别应节制食用。

膳食纤维减少甘油三酯的原理

用餐时，一开始先吃膳食纤维丰富的食物，这样对降低甘油三酯值、胆固醇值都极有功效。

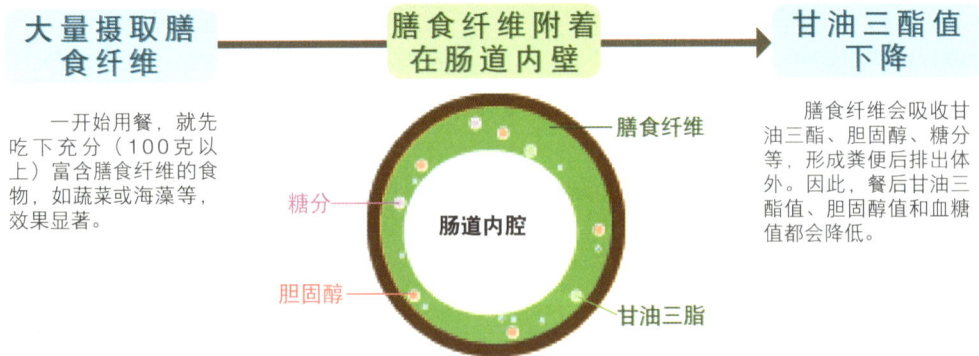

大量摄取膳食纤维	膳食纤维附着在肠道内壁	甘油三酯值下降

一开始用餐，就先吃下充分（100克以上）富含膳食纤维的食物，如蔬菜或海藻等，效果显著。

膳食纤维会吸收甘油三酯、胆固醇、糖分等，形成粪便后排出体外。因此，餐后甘油三酯值、胆固醇值和血糖值都会降低。

膳食纤维

糖分

肠道内腔

胆固醇

甘油三脂

膳食纤维的种类与功能

请参考此表，牢记水溶性膳食纤维与非水溶性膳食纤维的功能和富含的食材。

	非水溶性膳食纤维	水溶性膳食纤维
功能	不溶于水。吸收水分就能膨胀数倍到数十倍之多。刺激肠壁，加速肠道蠕动。	溶于水。在肠内成为含水分的成分。会吸收甘油三酯、胆固醇和糖类等排泄物。
适合食用的人	●食欲旺盛且过胖的人 ●喜欢油腻食物的人 ●担心食品添加剂的人 ●经常便秘的人	●甘油三酯值、胆固醇值高的人 ●担心过胖的人 ●血糖值过高的人 ●高血压的人
种类	几丁质（甲壳素）/纤维素/半纤维素/果胶（非水溶性）/葡聚糖（β-葡聚糖）/木质素/玉米纤维	海藻酸/果胶（水溶性）/聚糊精/褐藻糖胶/葡甘露聚糖/软骨素
富含的食材	菇蕈类/牛蒡/糙米/圆白菜/萝卜/胡萝卜/干香菇/木耳/鸿喜菇/草莓/豆类/可可/覆盆子	海带/海带芽/海蕴/羊栖菜/苹果/柑橘/桃子/香蕉/柠檬/秋葵/山药/滑菇/魔芋

不但卡路里低，还能防止饮食过量

膳食纤维含量多的食物有个明显特征，那就是卡路里低，而且**具有吸收体内水分而膨胀的特性，容易产生饱足感，因此具有防止饮食过量的效果。**膳食纤维可以说是改善甘油三酯值最有力的伙伴。

若想在每天饮食中摄取足量的膳食纤维，重点是把主菜、副菜、汤里的蔬菜、海藻、菇蕈类等统统吃完。主食若能选用糙米、全麦面包，效果会更明显。此外，果皮里的膳食纤维比果肉还多，苹果等水果不妨连皮一起吃。

两种膳食纤维有助于预防肥胖

膳食纤维分为溶于水的水溶性与不溶于水的非水溶性两种，两种各有不同的功能。对降低甘油三酯特具功效的，是水溶性膳食纤维。非水溶性膳食纤维的作用，在于解除便秘、刺激肠道的功能。但从结论来说，非水溶性膳食纤维也对降低甘油三酯有帮助，因此两者都应均衡摄取。

有效摄取膳食纤维的三大要点

请每天从主食、主菜、副菜、汤、水果中，充分摄取膳食纤维。

第一点 从主食中摄取

未精制的谷类含有丰富的膳食纤维，因此，不妨在大米中加入糙米或胚芽米。全麦面包和胚芽面包的膳食纤维含量也相当高。

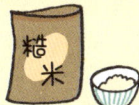

第二点 在副菜和汤里放入大量富含的食材

一日三餐中，在副菜和汤中放入大量蔬菜和菇蕈类，这样就能均衡摄取水溶性和非水溶性的膳食纤维了。

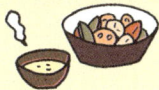

第三点 加热食材以减少体积

蔬菜加热后，体积就会大幅减少，多吃一点儿也没关系。所以，多用炒、煮、烫的方式，做出方便大量食用的菜肴。

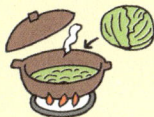

维生素能预防脂质氧化

维生素有助于改善血脂异常，再加上强力的抗氧化作用，将有效预防动脉硬化。请大家积极摄取富含维生素的蔬菜和海鲜类吧！

抗氧化的维生素有效预防动脉硬化

维生素是食物中所含有的微量营养素。它有协助其他营养素作用的功能，是维持健康不可或缺的成分。多数维生素都无法在体内合成，所以必须每天从各种食品中摄取才能获得。

甘油三酯值偏高的人，应积极摄取的维生素有维生素 A（β-胡萝卜素）、B群、C、E。这些维生素有改善甘油三酯等血脂异常的功能，具有强大的抗氧化作用。

甘油三酯值一升高，LDL胆固醇就有增加的趋势，在活性氧的作用之下，就会发展为动脉硬化。具有强力抗氧化作用的维生素，可以防止LDL胆固醇氧化，所以，对预防动脉硬化也相当有效。

β-胡萝卜素

作用是？

在体内转变为维生素A，保护皮肤与黏膜的健康，提高免疫力。以强大的抗氧化力去除活性氧，与油脂一起摄取，吸收率更高。

不足的话？

黏膜衰弱，容易罹患感染病症。也是夜盲症和儿童成长障碍的主因。

深色蔬菜中，颜色越深抗氧化的能力越高

β-胡萝卜素是色素成分胡萝卜素中的一种。进入人体后会根据需要转换成维生素A，有强化皮肤或黏膜、活化免疫细胞的作用。另外，甘油三酯值一升高，会提高动脉硬化的风险，而β-胡萝卜素的强大抗氧化力，能达到预防的效果。**为了防止脂质氧化，减少血脂异常症、动脉硬化的风险**，我们应积极摄取β-胡萝卜素。

深色蔬菜具有丰富的β-胡萝卜素，**每天摄取的目标为120克**。烹调时，如果用油炒，或与含脂质的食物组合，吸收率更高，若再与维生素E组合，则能发挥更强的抗氧化力。

富含β-胡萝卜素的食物

绿色、黄色和红色的深色蔬菜，含有丰富的β-胡萝卜素。

埃及野麻婴

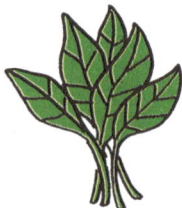

10 000微克

食品名	含量（微克）
胡萝卜	9100
茼蒿	4 500
菠菜	4 200
南瓜	4 000
小白菜	3100
小油菜	2 000

（新鲜食材可食部位，每 100 克，微克=1／1 000 毫克）

维生素 B 群

作用是？

帮助脂质代谢，预防甘油三酯过多、肥胖、动脉硬化，进而促进糖类、蛋白质的代谢，维护皮肤、黏膜、头发的健康。

不足的话？

累积疲劳物质，身体容易疲倦。此外也容易产生皮肤炎和口角炎。

有效食用维生素B群的四大要点

维生素 B 群很容易从食物中获得，但由于无法储存在体内，所以请牢记有效的获得方式。

第一点 分多次摄取

过多的 B 群不会存留在体内，而是随着尿液排出，每天尽量多次摄取。

第二点 脂质多的食物与维生素B₂搭配

维生素 B₂ 有将脂质变成能量燃烧的作用。所以吃脂质多的食物时，与维生素 B₂ 组合有促进代谢的效果。

第三点 连汤汁一起喝

维生素 B 群是水溶性维生素，烹调时会溶于水中，如果吃菜时连汤汁一起喝，就能轻易获得维生素 B 群。

第四点 均衡摄取维生素 B 群

维生素 B 群有彼此互补功能，均衡地摄取，才能达到效果。

促进三大营养素的代谢，有效预防肥胖

维生素 B 群是八种水溶性维生素的总称。

维生素 B 群的功能，每个种类都略有不同（参照下表），**主要作用在于促进脂质代谢，预防、改善肥胖和动脉硬化，除此之外，还能帮助糖类的代谢**，尤其是维生素 B₃、叶酸，有减少血中脂质的作用，是甘油三酯值过高的人应积极摄取的维生素之一。由于B群会互相作用，所以，不能特别注重其中一种维生素，保持均衡地摄取很重要。

维生素B群的种类与功能

维生素B₁

糖分代谢时不可或缺的维生素。不足时会累积疲劳物质，易感疲倦，还会产生焦虑、倦怠感和精神不安定。

维生素B₂

促进脂质、糖类的代谢，保护皮肤和黏膜的健康。维生素B₂不足时，会造成黏膜溃烂或皮肤粗糙。

维生素B₆

帮助蛋白质的分解和再合成，维持免疫功能，促进脂质代谢，预防动脉硬化和脂肪肝。

维生素B₁₂

与维生素B6一样协助脂质或蛋白质的代谢。与叶酸一同作用，帮助红血球的合成。

维生素B₃

帮助血流顺畅以及三大营养素的代谢。此外，它能分解甘油三酯或胆固醇，有助减少血中脂质。

叶酸

支援多种代谢，减少血中脂质。此外还能促进细胞的新陈代谢是红血球生成时不可缺少的维生素。

泛酸（维生素B₅）

用于燃烧脂质、糖类、蛋白质。能增加HDL胆固醇，预防动脉硬化。

维生素H

帮助脂质、糖类、蛋白质的代谢，转换成能量。不足时，会有头发的健康问题，也是皮肤炎的成因。

富含维生素 B 群的食材

含有维生素 B 群的食物相当广泛，像胚芽米、黄豆制品、肉类、海鲜类、牛奶、蔬菜等都有。

（新鲜食材可食部位，每 100 克，微克=1 / 1000 毫克）

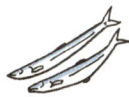

秋刀鱼

维生素 B₂	0.3 毫克
维生素 B₆	0.5 毫克
维生素 B₃	7.0 毫克

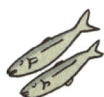

沙丁鱼

维生素 B₂	0.4 毫克
维生素 B₆	0.4 毫克
维生素 B₃	8.2 毫克
维生素 B₅	1.2 毫克

红薯

维生素 B₁	0.1 毫克
维生素 B₆	0.3 毫克
叶酸	49 微克
维生素 B₅	1.0 毫克

维生素 C

作用是?

有强大抗氧化力，能防止细胞及其他维生素氧化。是脂质消化所需胆汁的主要成分，也是胆汁酸生成时不可缺少的元素。

不足的话?

难以抵抗压力、皮肤粗糙、感觉疲劳，容易罹患感染病症。

有效食用维生素C的四大重点

由于维生素 C 溶于水又不耐热，在烹调时要花点心思。

第一点 趁新鲜时生吃

食用新鲜蔬果，能降低维生素 C 流失量，更有效地摄取。

第二点 加热时间减短

维生素 C 一旦加热，就会流失 50%～60% 成分。所以烹调时，以加热时间较短的炒菜最合适。

第三点 多食用耐热的薯类

薯类富含维生素C，而且加热也不会流失，可以运用各种烹调方法。

第四点 每天都要摄取

维生素C不能累积，就算一次吃下大量维生素C也没用，因此每天持续摄取才是重点。

常见水果的维生素C和热量

尽可能选择低卡路里、维生素C丰富的水果。另外，水果中也有丰富的膳食纤维。

食用秘诀

● 早餐食用

● 一天以200克为目标，不要过量

● 避免晚餐后食用，可当点心吃

（新鲜食材可食部位，每100克）

富含维生素C的食物

深色、浅色蔬菜及水果、薯类等食材中都含量丰富。

食品名	含量（微克）
灯笼椒	170
圆白菜	160
西兰花	120
白花菜	81
苦瓜	76
埃及野麻婴	65

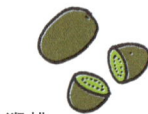

（新鲜食材可食部位，每100克）

猕猴桃
维生素C 69 毫克
卡路里 53 大卡

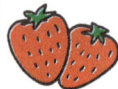

草莓
维生素C 62 毫克
卡路里 34 大卡

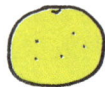

葡萄柚
维生素C 36 毫克
卡路里 38 大卡

有助改善血脂异常症，也有减轻压力的作用

维生素C是水溶性维生素，多富含于蔬菜和水果中。它能协助胶原蛋白的生成，并有维持皮肤和黏膜健康的作用，一向是世人熟知的美容营养素。

甘油三酯值过高，而需要将胆固醇排出体外时，就会用到维生素C，所以它对血脂异常症的改善也有效果。同时，维生素C有强大的抗氧化力，可抑制动脉硬化的发展。

此外，最受人关注的是，维生素C可增强抗压力。而压力也是甘油三酯增加的原因之一（参照 150 页），因此每天一定要摄取足够的维生素C。

水果虽含丰富的维生素C，但小心别摄取过量

容易溶于水、不耐热是维生素C的特性，所以，从新鲜的水果中可以有效摄取，推荐各位多多食用。但是，水果所含的糖分和卡路里也很高，水果中的果糖，在糖类中具有特别容易被人体吸收的特性，所以如果一下子吃很多水果，代谢不完的糖类就会转化成甘油三酯储存在脂肪细胞里，这也会成为脂肪肝和内脏脂肪型肥胖的元凶，所以千万不要食用过量。

维生素 E

作用是?

增加 HDL 胆固醇,预防 LDL 胆固醇氧化,改善末梢血管的血液循环。此外,也有预防血管老化的作用。

不足的话?

细胞的脂质会不断氧化,细胞膜容易损坏。血液循环变差,诱发动脉硬化。

抑制脂质氧化,防止动脉硬化

有卓越抗氧化力的维生素E,被喻为"防止老化的维生素"。它的功能在于**去除有害的活性氧,保护细胞膜**,而且它还能抑制脂质氧化形成的过氧化脂质生成,或加以分解,保护细胞不受活性氧的侵害。总之,**它能抑制动脉硬化的发展,这也是甘油三酯值过高者最重视之处。**

其他像是改善血液循环、抑制癌症发生等功能也已得到证实,是对健康各方面都非常有效的维生素。

维生素E也有防止维生素A、C氧化的作用,同时摄取能提高抗氧化力,不妨与蔬菜一起摄取。

多存于坚果类和植物油,要小心过量

维生素E是一种溶于油脂的脂溶性维生素,在坚果类、植物油中含量丰富。但这些食品都是多元不饱和脂肪酸,会快速氧化,所以请尽量趁新鲜时食用。不过,这些食物的卡路里也很高,应控制食用量。

有效食用维生素C的三大重点

第一点 食物中加入坚果类

坚果类常拿来当作下酒菜,但由于卡路里高,一次不可吃太多。可以在食物中加入少量坚果,像沙拉的装饰、或加在凉拌菜里,可增加风味。

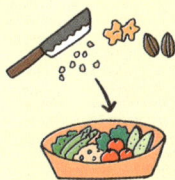

第二点 容易氧化须立即食用

容易氧化是维生素E的特性。像坚果类的食物一旦开封,就要马上吃,植物油最好也尽早用完。

第三点 与维生素A、C一起摄取

维生素A和C能提高维生素E的抗氧化力,搭配食用,功效更高。

富含维生素E的食物

多种食品都含有丰富的维生素 E,除了坚果类、植物油外,深色蔬菜、海鲜类中也都含有。

食品名	含量(微克)
花生(炒)	11.4
南瓜(生)	5.1
鳗鱼(蒲烧)	4.9
鳄梨(生)	3.6
核桃(炒)	3.6

(新鲜食材可食部位,每 100 克)

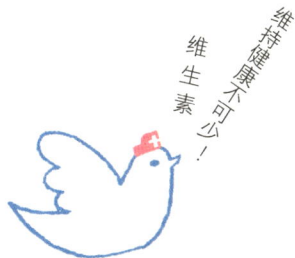

维生素

维特健康原不可少!

葵花油
39.2毫克

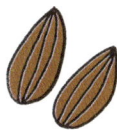

杏仁(干)
31.2毫克

维持健康不可或缺的矿物质，也有促进代谢的功效

矿物质是骨骼和牙齿不可缺少的结构成分，有调节身体机能、促进脂肪代谢以及让甘油三酯值保持正常的功能。

16种必需矿物质的功能

必需矿物质共有16种。其中7种是主要矿物质（绿色部分），其他是微量矿物质（粉红色部分）。

锌	硫	氯	钾
功能在于活化酶和维生素，也与脂质、糖类、蛋白质的代谢有关。不足时，免疫力会降低。	有助于维持骨骼、指甲、毛发的健康。此外，它也是维生素 B_1 的组成要素，可促进脂质和糖类的代谢。	它会形成盐酸，存在于胃酸中。因此它能保持胃中的酸性，有杀菌的作用。	进行细胞内外物质交换，调整水分和血压。不足时心肌功能会减弱，造成心律不齐和心脏衰竭。
钙	**铬**	**硒**	**铁**
是骨骼、牙齿形成不可缺少的元素。能帮助肌肉和神经功能，容易缺乏，应注意补充。	帮助胰岛素功能，活化糖类代谢，也会促进脂质代谢。有助于常保甘油三酯值的正常。	是分解氧化脂质的酶成分，可预防细胞氧化。与维生素C、E一起食用，可提高抗氧化作用。	是血液中"血红素"的生成材料，负责运送氧到全身。不足时，身体会出现缺氧状态，诱发贫血。
铜	**钠**	**氟**	**镁**
帮助血红素与铁结合，不足时也可造成贫血。此外，它可强化骨骼和血管，预防动脉硬化。	与钾一起进行细胞内外物质交换及水分调整的作用。长期摄取过量，是动脉硬化的诱因。	对预防龋齿十分有效，可强化牙齿和骨骼。茶叶、明胶、小鱼干、虾米等都有丰富含量。	与多种酶功能有关，是调节新陈代谢的重要元素，有助缓和压力。海鲜类和坚果类等含量丰富。
锰	**钼**	**碘**	**磷**
活化代谢脂质与糖类的酶，是合成蛋白质、转换能量时不可缺少的元素，多含于谷类与豆类等。	是肝脏、肾脏氧化酶不可缺少的成分。能促进脂质、糖类的代谢，提高铁的利用，也有预防贫血的效果。	是甲状腺合成的必要元素，也能活化脂质、糖类等的代谢。海藻类、海鲜类等含量丰富。	与钙同为骨骼、牙齿、细胞膜的材料，可促进糖类的代谢。摄取过量，会影响钙的吸收。

调整身体状况，帮助减少甘油三酯

矿物质是调节、维持身体的功能，制造组织的材料。它和维生素一样都是以极微小的量，来维持、调节身体机能。

人体必需摄取的矿物质称之为"必需矿物质"。其中7种为主要矿物质，再加上其他微量元素，总共有16种。每种矿物质各有功能，总结来说，**矿物质具有使新陈代谢等生理功能正常化的作用，是维持日常健康不可缺少的元素。**

甘油三酯值过高的人一定要摄取的是，**能促进糖类代谢、维持甘油三酯值和胆固醇值正常的铬，以及与脂质、糖类代谢有关的锰。**其他像是防止胆固醇累积、改善血液循环的锌；制造酶、分解氧化脂质的硒，都有助于改善血脂异常症。

有效摄取矿物质的四大要点

钙和铁很容易摄取不足，应积极摄取。

第一点 海藻、蔬菜、海鲜和豆类等，都应积极摄取

矿物质之间会相互作用、发挥功能，所以请将含各种丰富矿物质的食材，放入副菜和汤里，这样才能每日摄取。

第二点 钙质和柠檬酸一起摄取

与梅干或柑橘类水果、醋等富含柠檬酸、维生素D的食材一起摄取，能提高钙质吸收率。

第三点 多摄取乳制品

乳制品能使钙质获得有效吸收。不想摄取脂肪的人可选择低脂乳品。

第四点 选用未精制的谷类或调味品

糙米、全麦面粉等，未精制的谷类含有丰富的矿物质。盐和砂糖也请使用低精制的产品。

富含矿物质的食物

食品中所含的矿物质种类和含量都不相同，请挑选矿物质丰富的食品，均衡地摄取。

（新鲜食材可食部位，100克）

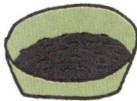

羊栖菜（干）

钾	4400 毫克
钙	1400 毫克
铁	55 毫克
镁	620 毫克

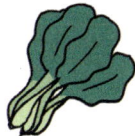

小白菜

钙	170 毫克
铁	3 毫克

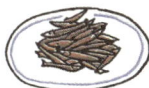

小鱼干

钾	738 毫克
钙	2213 毫克
铁	6.8 毫克
镁	209 毫克

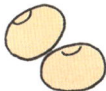

黄豆（干燥）

钾	1900 毫克
铁	9 毫克
镁	220 毫克
磷	580 毫克

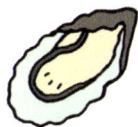

牡蛎

锌	13 毫克
钙	88 毫克
铁	2 毫克
镁	74 毫克

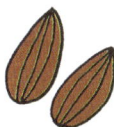

杏仁（干燥）

钾	770 毫克
铁	5 毫克
镁	310 毫克
磷	500 毫克

看过来!

钠等于盐分严禁摄取过量!

钠通常会从食盐中取得，它会与细胞里的钾一起调整体内的水分和酸性度（指身体的酸碱度）。虽然不可缺少，但如果摄取过量，水分会积存在体内，导致血压上升。因此日常生活中应减少盐分的摄取量（参照82页）。

过与不及都有害，请均衡摄取

矿物质无法在人体内合成，必须从每天的饮食中获取。此外，多种矿物质会相互影响发挥作用，例如：磷摄取过量，会使钙的吸收率降低；钠若是摄取过量，会将钾排出体外，所以必须从各种食材中均衡摄取。

矿物质丰富的食物有海藻类、蔬菜类、海鲜类、豆类、谷类等，请保持均衡地从一日三餐的副菜、汤中摄取。此外，谷类或盐等调味料，若能选择未精制的产品，摄取时会更有效率。

以肉类和海鲜类当主菜的
健康饮食诀窍

肉类和海鲜类都是正餐中的主菜。肉类容易增加甘油三酯，所以要选择适量且油脂少的部位。海鲜类不妨以青背鱼为主，积极食用。

牛、猪、鸡的脂质与卡路里比较表

肉类的脂质和卡路里，依部位而有别。下面的数值为每100克所含的脂质量与卡路里。

低				高
腰内肉 15.0 克 223 大卡	腿肉 （带脂） 17.5 克 246 大卡	里脊肉 （肩胛） （带脂） 37.4 克 411 大卡	肋脊肉 （带脂） 47.5 克 498 大卡	五花肉 （带脂） 50.0 克 517 大卡
腰内肉 1.9 克 115 大卡	腿肉 （带脂） 10.2 克 183 大卡	肩胛里脊肉 （带脂） 19.2 克 253 大卡	里脊肉 （带脂） 19.2 克 263 大卡	五花肉 （带脂） 34.6 克 386 大卡
鸡里脊 （胸脯） 0.8 克 105 大卡	鸡胸肉 （带皮） 11.6 克 191 大卡	腿肉 （带皮） 14.0 克 200 大卡	鸡翅 （带皮） 14.6 克 211 大卡	

（新鲜食材可食用部位，每 100 克）

牛肉（和牛）

里脊肉（肩胛）、肋脊肉、五花肉的脂质和卡路里都比较高。腿肉和腰内肉等瘦肉，较能避开油脂部分。

猪肉

五花肉、里脊肉都是高脂质，最好少吃。腰内肉、腿肉脂质低，又有丰富的维生素 B 群，建议多吃。

鸡肉

鸡皮和脂肪都是高卡路里，食用腿肉或鸡胸肉时要把皮去掉。鸡里脊低脂质、高蛋白，可以安心食用。

肉类

留意部位和摄取量，小心食用就没问题

肉类的油脂中含有很多饱和脂肪酸，会让甘油三酯和胆固醇增加。摄取过多会促进血脂异常症和动脉硬化的发生。

但是，肉类也是优质蛋白质的来源，而且富含促进脂质代谢的维生素B群、铁等矿物质。摄取不足时，会导致体力衰弱、容易疲倦，细胞的新陈代谢缓慢，免疫能力也会跟着降低。

虽然在饮食疗法中，经常对肉类敬而远之，不过重点不在于极端控制，而是将摄取量控制在每次100克以下。肉类的部位不同，脂质和卡路里也不尽相同。此外，选择低卡路里的烹调方法，可以更加放心（参照84页）。

摄取肉类的注意事项

在吃肉前，应多留意食物的选择和食用方法。

小心别摄取过量

遵守"每次食用量在100克以下"的原则，选择脂质含量少的部位。如果能与蔬菜、菇蕈类搭配，可以减少肉类的摄入量。

少吃加工品

肉馅、火腿、培根、香肠等肉类的加工制品，含有很多饱和脂肪酸，而且高卡路里，所以尽量少吃。

注意内脏部分

烤鸡肝或鸡胗等使用内脏的菜肴，虽然脂质较低，但胆固醇含量却很高，注意不能摄取过量。

海鲜类

能减少甘油三酯的海鲜类，请积极食用

鱼油中所含**不饱和脂肪酸的EPA和DHA**，具有减少甘油三酯、增加HDL胆固醇的功能。此外，还有消除肥胖、净化血液和预防动脉硬化的作用，是应每日积极摄取的食材代表。

鱼类中，**含丰富 EPA 和 DHA 的是秋刀鱼和沙丁鱼等青背鱼**。每天应有一餐以青背鱼类为主食的菜肴。不过 EPA、DHA 极易氧化，因此选择新鲜鱼类是一大要点。此外，甘油三酯值偏高的人，建议多吃低卡路里、低脂质的白肉鱼，少吃高卡路里的金枪鱼肚、高胆固醇的鱼卵或内脏。

我还有疑问！

海鲜类富含的牛磺酸有什么功效？

牛磺酸是氨基酸的一种，有抑制交感神经的作用，能调整血压、增加HDL胆固醇。另外，它还能促进胆汁酸的分泌，而胆汁酸有提高肝脏功能、促进胆固醇的排出，可以使体内胆固醇降低，预防动脉硬化等生活习惯病。

海鲜类的特征比较

每种海鲜类所含的营养也大不相同。以下是个别的特征和有效的食用方法。

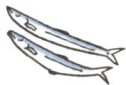

青背鱼

秋刀鱼、沙丁鱼等青背鱼富含可降低甘油三酯值的EPA、DHA，但是容易氧化，因此请与具抗氧化作用的深色蔬菜搭配食用。另外，卡路里很高，最好不要摄取过量。

白肉鱼

鳕鱼、沙梭、比目鱼等白肉鱼，脂质低，又含有高蛋白质，而且每 100克的卡路里在 100大卡以下，热量很低。如果想减少热量摄取时，这是最值得推荐食用的。建议用水煮或清蒸的方式来烹调。

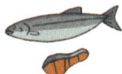

红肉鱼

金枪鱼、鲣鱼、鲑鱼等红肉鱼，含高蛋白，且EPA、DHA、铁质都很丰富。趁新鲜生吃，能有效获取营养。但是金枪鱼肚的热量很高，最好选择脂质含量少的瘦肉。

乌贼、虾、章鱼

乌贼、虾和章鱼虽然胆固醇高，但牛磺酸也很丰富，还富含预防动脉硬化的维生素E，和预防胆固醇吸收的谷甾醇（sitosterol）成分，请适量食用。

贝类

贝类的卡路里相对较低，也有丰富的牛磺酸，可降低胆固醇。另外，还含有促进脂质代谢的铬、铁、锌等矿物质，有壳的贝类，进食需要多花时间，因此还能预防饮食过量。

鱼卵

鲑鱼卵、鳕鱼卵、青鱼卵、海胆等鱼卵营养丰富，但只要一点点就含大量胆固醇，盐分也较多，最好少量摄取。

有效食用海鲜类的四大要点

若想改善甘油三酯值，海鲜类食物比肉类更适合。

第一点 每天一道海鲜

三餐中的任一餐使用海鲜类作为主菜，每天摄取鱼的营养。

第二点 选新鲜的食材

EPA、DHA容易氧化，所以生鲜比干货的效果好，请选择新鲜的食材。

第三点 生鱼片与烤鱼最健康

避开煎或炸等高卡路里的烹调方式，以少油的方法制作。

第四点 吃带头尾的鱼类或是带壳的贝类

鱼头有丰富的EPA、DHA，而且吃起来很费事，可以防止饮食过量。

减少甘油三酯的烹调方法

为了减少甘油三酯，必须在烹调方法上多下点儿功夫。重口味的菜会导致主食摄取过量，因此饮食疗法的基础就是清淡。本篇章将介绍减盐和减少卡路里的烹调方法。

减盐的方法

注意盐分的摄取每日不得超过10克

盐分是人体不可缺少的营养素，但盐分过量会造成高血压和动脉硬化，也会造成肝脏的负担。

此外，调味重的菜，会增加主食的食用量，而且还会让人想吃甜食，造成卡路里超标。**如果实行减盐，就能防止饮食过量**，有助于降低甘油三酯值和预防肥胖。专家建议每日的盐分摄取量为6～7克，高血压患者更不得高于6克。

我还有疑问!

6克的盐分大概是多少？

据统计，我国居民平均盐分摄取量是12～14克。1克的盐，相当于1/5小匙食盐，或是1小匙的酱油。由于有些食品本身就含有盐分，所以应尽量控制调味料中的盐分摄取量。高甘油三酯和高血压的人，必须控制在6克以下较为理想。

美味减盐的六大要点

其实只要少量的盐分，就能做出美味的菜肴，而且还能享受到食材原味，可以说是一举两得。

第一点 使用香辛料或香草等香料蔬菜

使用自己喜欢的香草、辣椒、香辛料、葱、姜等调味蔬菜，加重食物的口味，可消除咸味不足的口感。

第二点 利用味精引出美味

加一点儿味精，不用太多盐就能让食物更可口了。但是有的味精也含很多盐分，购买时要看清楚。

第三点 利用醋或柠檬增加酸味

增加酸味，就算清淡也不会觉得不够味。像红烧鱼之类的，可以挤一点儿柑橘类的果汁来增添风味。

第四点 尽量使用当季蔬菜

当季蔬菜不仅营养价值高，而且味道也较重，就算调味淡，吃起来也比较可口。只要用少许盐引出食材原有的味道即可。

第五点 只有一道菜用一般的调味法

不要所有的菜都做得清淡，其中一道照正常方式调味，可以尝到变化，消除不足的感觉。

第六点 在菜肴的表面调味

在菜肴表面加调味料，很容易就吃出味道。像烤肉或红烧肉不要事先腌过，只要烹调时用调味料拌匀即可。

常见调味料的盐分

做菜常用的调味料，其中有些盐分多得惊人，小心不要使用过多。

盐
5.0克

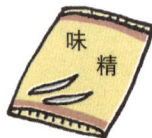

味精
1.3克

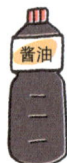

酱油
0.9克
（每一小匙含量）

调理油的使用方法

以不饱和脂肪酸为主，适量摄取

　　油脂的卡路里高，摄取过多就会使甘油三酯增加，但是，如果完全不摄取，对身体也会有不良影响（参照71页）。请适量摄取不饱和脂肪酸。

　　建议使用富含不饱和脂肪酸和油酸的调理油，例如：橄榄油或芥花籽油。

减少调理油的六大烹调要点

　　若是减少调理油的使用量，就能大幅降低卡路里摄取量。油炸食物由于卡路里高，最好尽可能避免。吃的时候，不妨以下面的烹调方法，来控制卡路里摄取量。

油炸食物

第一点 在食材外加一层薄面衣 裹一层薄面衣，可抑制油的吸收。	**第二点 每次少量地炸** 一把很多食材都放进油锅，油的温度会下降、氧化。氧化的油有害身体健康，所以请分次少量地炸。
第三点 用烤箱烤 用油炸不如将食材单面裹上面衣，放进烤箱里烤。这样的话，不用油也能有酥脆感。	**第四点 把油沥干** 油炸食物应把油沥干，再进一步用餐巾纸吸去多余的油，防止过多的油摄入。

煎炒食物

第五点 使用不粘锅 使用不粘锅，即使用少量的油也不会烧焦，可以减少油的使用量。	**第六点 切菜时食材大小保持一致** 食材如果切得一样大，传热速度就会一致，可缩短加热时间，减少油的氧化。

油脂的种类与功能

有些油脂具有减少甘油三酯或HDL胆固醇的作用。

饱和脂肪酸

　　肉类的肥油、奶油等都有大量的饱和脂肪酸，会增加甘油三酯和胆固醇。摄取过量，会导致动脉硬化等生活习惯病，尽可能减少摄取。

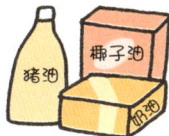

奶油、猪油、椰子油等

单元不饱和脂肪酸

　　单元不饱和脂肪酸的油酸，可减少LDL胆固醇，有助于预防动脉硬化。同时，它有在低温不易氧化的特性，要避免高温。适合每天摄取。

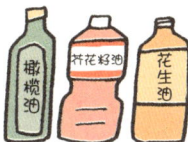

橄榄油、芥花籽油、花生油等

多元不饱和脂肪酸

　　多元不饱和脂肪酸富含可改善甘油三酯值的DHA和EPA，对改善胆固醇值也有效。但亚麻油酸摄取过多，HDL胆固醇则会减少。

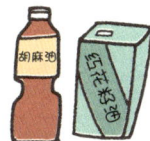

胡麻油、葵花油、红花籽油、玉米油等

看过来！

摄取沙拉酱等淋酱时要注意！

　　进行饮食疗法时，大量食用蔬菜效果极佳，但要特别注意沙拉的淋酱，因为沙拉酱用了大量的油脂，是高脂质、高热量的调味料，最好少用，或更换为无油的沙拉酱。

肉类的烹调方法

留意部位与烹调方法，不需要极端限制摄取

肉类容易增加甘油三酯，要选择脂质少、卡路里低的部位（参照80页）。若是能在烹调方法上也稍微讲究一点儿，就能减少脂质摄取。

烹调高热量的肉类时，以蒸、煮等不用油的方法最佳。烹调前先把油脂或皮切除，也可以减少热量摄取。

瘦肉的烹调诀窍

脂质少的瘦肉，口感比较涩，但加工一下就能让它变得更美味。

裹一些淀粉

裹淀粉锁住水分，可防止肉质变得干涩，也可锁住美味。

用压力锅烹调

用压力锅快煮，也会让脂肪少的肉变得滑嫩。

用红茶煮过

红茶所含的单宁酸有降低脂质的作用，可以做出清爽软嫩的肉质。

用调味料腌一下

事先用调味料腌一下再煮，补足了水分，减少涩味。

减少肉类油脂的六大烹调要点

吃肉时，最重要是尽可能控制油脂的摄取。在烹调上多费点心思，把多余的油去除。

第一点　油脂多的部位或鸡皮先去掉

牛肉、猪肉的油脂和鸡皮等部分，请在烹调前先切除。牛肉、猪肉中的油脂10克就有70大卡，鸡皮也有50大卡。

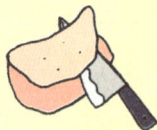

第二点　淋上热水洗去多余油脂

像培根、五花肉片等脂质多的肉类，不妨放在筛子上，用热水浇一下，可以洗去多余的油脂。

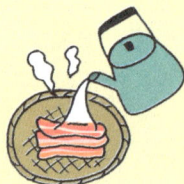

第三点　切成薄片

有厚度的肉，切成薄片可以增加表面积。在烹调时，油脂容易脱落，可减少摄取多余的油脂。

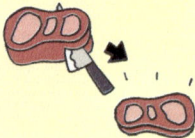

第四点　捞去浮在水面的油脂和杂质

将油脂多的肉类，在烹调前下水汆烫一下也很有效。煮好之后直接放着等它冷却，表面会凝结一层白色的固状油，把它去除后再烹调。

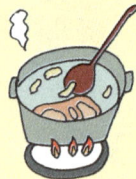

第五点　用烤网比平底锅更好

用烤网烤会比用平底锅煎减少20%的脂质。炖煮时也可使用已经烤过的肉，不但美味不流失，还能降低脂质摄取。

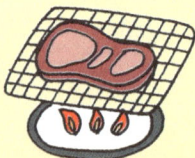

第六点　利用蒸笼或电锅

用电锅加热，或用蒸笼蒸过后，会让细微的脂质流掉。用电锅时，可洒一点儿酒在肉上面，去除腥味。

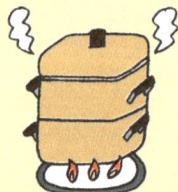

海鲜类的烹调方法

选择新鲜的鱼，无油制作

　　海鲜类营养价值高，应每天摄取。其中又以青背鱼对甘油三酯值的改善最具效果（参照81页）。

　　只不过青背鱼的卡路里很高，烹调时要花点心思。**最好不要用油煎、炒，而是炖汤、水煮或是用锡箔纸包起来烤。**连汤一起喝，还能把营养完整吸收。此外，不喜欢鱼腥味的人，可以在烹调之前做些处理，加点香辛料或蔬菜即可。

砂糖的使用方法

尽量减少烹调中的砂糖用量

　　砂糖摄取太多，会使甘油三酯增加，导致高血糖（参照90页）。糖分高的食物并不只有糖果，许多酸甜口味的菜肴，其实砂糖的用量也非常多。烹调时一旦糖分高、盐分也会增加，整道菜口味变重，也就带动米饭等主食的摄取过量。所以平时就要留意少用砂糖调味，做菜以清淡为主。

烹调海鲜类的要诀

　　因讨厌鱼腥味而不喜欢吃海鲜的人，不妨试试下面的方法。这些方法可以让海鲜变得可口。

先烤再蒸

　　先烤再蒸的方法，不但能完整获取营养，鱼肉也会软嫩可口。

与香料一起煮

　　与大蒜、胡椒等香料或香草、蔬菜一起熬煮，能减轻鱼腥味。

用调味料腌渍

　　烹调前先把海鲜浸在酒、姜、葱等调味料中腌一下，去除鱼腥味后，就比较容易入口了。

西式腌渍法

　　用富含不饱和脂肪酸的橄榄油，浸泡新鲜的鱼，还能提升营养价值。

砂糖含量高的食物

有些食物中常会添加砂糖，成为高卡路里的食物。

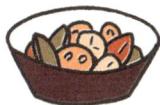

炖煮食品

　　市面上卖的熟食，使用很多砂糖，要特别注意。

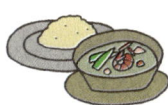

泰式料理

　　泰式料理的特色就是甜、酸、辣，所以卡路里很高。

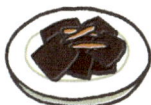

红烧海味

　　用酱油、砂糖将小鱼、小虾、海带等海鲜或藻类煮成咸咸甜甜的味道，为了方便保存会加入很多盐和糖。

减少砂糖用量的三大重点

砂糖卡路里高，不妨用替代品，或改变加入的时间，尽可能减少使用量。

第一点　在起锅前加入砂糖

　　做需放砂糖的炖煮菜时，可在起锅前再加，可以达到少糖但甜味不减的效果。

第二点　运用其他调味料代替砂糖

　　不妨用卡路里低的蜂蜜或人工甜味剂，来取代砂糖。用蜂蜜的话，味道也会更浓郁。

第三点　带出蔬菜原来的甜味

　　当季蔬菜的甜味本来就强，做成炖煮菜时盐分和砂糖便可减量，让食材原本的味道发挥出来。

每天不可缺的八大食材：茶、鱼、海藻、纳豆、醋、菇、菜、葱

想改善甘油三酯值，有八种食材应该积极摄取。这八种食材就是：茶、鱼、海藻、纳豆、醋、菇、菜、葱，请将它们充分运用在一日三餐的菜式当中。

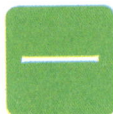

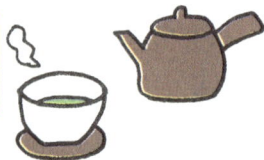

一 绿茶
降低甘油三酯
防止血液中脂质氧化

绿茶中所含的儿茶素，有减少甘油三酯和LDL胆固醇的作用。此外，也富含强力的抗氧化维生素A、C、E，可有效预防脂质氧化。

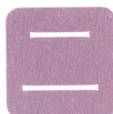

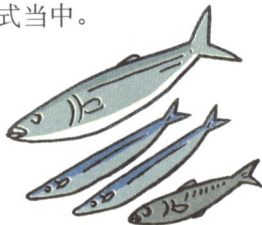

二 鱼
富含EPA、DHA
减少甘油三酯

青背鱼中含有大量的EPA和DHA，这些都是不饱和脂肪酸的一种。它能减少血液中的甘油三酯，增加HDL胆固醇，如果和维生素C等抗氧化力强的营养素一起食用，效果更佳。

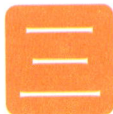

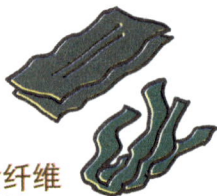

三 海藻
水溶性膳食纤维
整顿肠内环境

海藻所含的水溶性膳食纤维，可吸附肠内多余的甘油三酯，将它排出体外。不但能帮助排便顺畅，还能调整肠内环境，有效降低甘油三酯值。它还富含能促进代谢的矿物质。

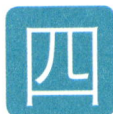

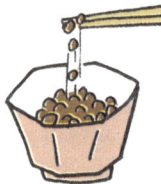

四 纳豆
纳豆激酶可以溶解血栓

纳豆激酶是纳豆特有的酶。它具有溶解血栓的作用，也有助于防止心肌梗死和脑梗死。此外，纳豆中有丰富的维生素B_2，可促进脂质代谢、预防肥胖。

牢记应积极摄取的食物，让饮食疗法更有效率

前面我们介绍了各种有助于降低甘油三酯值的营养素和食材，也许有人曾认为"还是有点儿困难"。饮食疗法最重要的就是坚持，若能轻松实践，效果也能有所提升。

因此，这里介绍一个简单的方法。改善甘油三酯值有效的食材，就是：茶、鱼、海藻、纳豆、醋、菇、菜、葱。将这八种食材加入每天的饮食中，就能减少甘油三酯。

五 醋

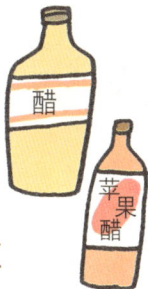

降低甘油三酯值
让血液清澈

醋里含有丰富的柠檬酸和乙酸等有机酸。可促进脂质、糖类代谢，让血液流动更加顺畅，此外，也有研究报告指出，如果每天摄取，能减少甘油三酯和内脏脂肪。

六 菇蕈类

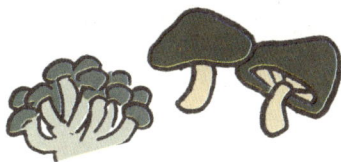

低卡路里
富含膳食纤维

菇蕈类含有大量的膳食纤维，可有效帮助甘油三酯值降低，还能预防、改善便秘，而且富含膳食纤维，容易得到饱足感，也能预防肥胖。

七 蔬菜

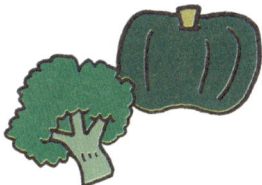

可以摄取到维生素、
矿物质与膳食纤维

深色蔬菜中含有丰富的β-胡萝卜素等抗氧化维生素，而浅色蔬菜也含大量维生素C和膳食纤维。建议以一天摄取350克以上为目标。

八 葱

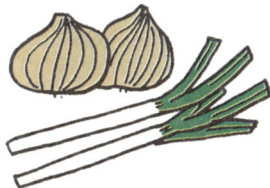

有效帮助血液提升
甘油三酯代谢

葱里含有丰富的大蒜素，具有预防血栓的作用。葱能帮助提升甘油三酯的代谢，而洋葱中所含的槲皮素，还能帮助体内脂肪排出。

> **看过来！**
>
> **善用"当季食材"营养价值高！**
>
> 每种蔬菜各有盛产时期，就是"当季"的意思。当季的蔬菜不仅可口，而且营养丰富。像当季菠菜的维生素C，就比非当季的菠菜高出3倍之多。不妨根据季节的更替，变换当季的菜式。

一日三餐巧妙运用八种食材

每天最容易摄取到的就是茶，养成用餐中或饭后来杯绿茶的习惯吧！此外，甘油三酯值偏高的人，有爱吃肉的倾向，请至少每天有一餐以鱼类为主食。

海藻类、菇蕈类、蔬菜等可放在主菜、副菜和汤里；高蛋白质的纳豆也可成为日式早餐的主菜；醋可为菜肴增添风味，当作提味的材料也不错。

一餐里要把八种食材都用上可能有点儿勉强，但**在三餐中个别加一点儿应该比较容易做到**，在选择食材上，请多用点儿心思吧！

外出就餐时菜式的选择很重要

外出就餐的菜式经常都是高热量，营养不均衡。很多菜口味太重，对身体也不好。因此外出就餐的时候，餐厅和菜式的选择应多留意。

菜单的特征与选择方法

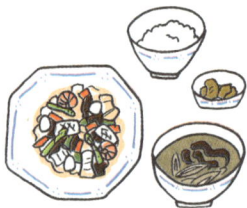

中式套餐

中式菜肴比较油腻，卡路里高。所以请选套餐，而不要单点，尽可能点脂质少、蔬菜多的套餐。

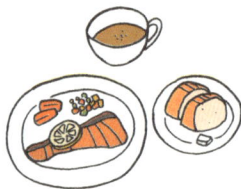

西式套餐

西餐也是以套餐为佳。鱼类比肉类好，香煎鱼柳的卡路里较低，鲜奶油或培根等动物性脂肪的食物应尽量避免。

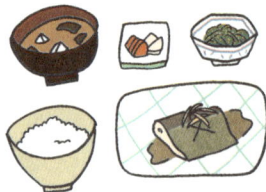

日式套餐

请选择以鱼类或蔬菜为主菜的套餐，推荐生鱼片、烧烤青背鱼或烧烤白肉鱼。米饭可以请餐厅少盛一点儿。

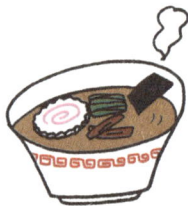

拉面

拉面油脂多、热量高，是绝对不推荐的食品。非常想吃的话，尽量在中午吃，选择油脂少的酱油拉面，不要喝汤。

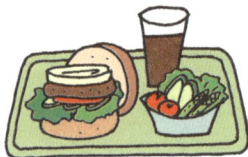

速食

速食大多都是高热量食品，一定要尽量避免。真要吃的话也请选择蔬菜多的种类，不要点炸薯条，改选沙拉，饮料选择红茶。

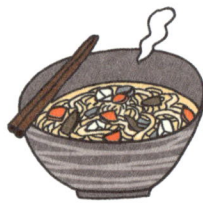

荞麦面、乌龙面

相比之下，脂质少、卡路里也较低，选择蔬菜多的口味，避免油炸荞麦面或乌龙面。面汤的盐分偏高，尽量少喝。

常见快餐食品的热量一览表

最近很多餐厅的菜单上都会标示卡路里，也请参考下列的数值，作为选择菜式的参考。

名称	热量（大卡）	名称	热量（大卡）
猪排饭	865	炒面	539
咖哩饭	761	茄汁意大利面	518
炒饭	696	寿司	501
汉堡和炸薯条	670	荞麦面	432
三明治	545	酱油拉面	426

*各家店的产品热量值不同。此表所列数据为参考数值。

小心卡路里摄取过量与蔬菜摄取不足的问题

快餐食品，普遍来说都是热量高、口味重，而且营养不均衡，可以说满足所有甘油三酯飙升的条件。甘油三酯值偏高的人，**最好减少外出就餐的频率，若非去不可时，请多留意菜式的内容。**

首先要注意的是卡路里摄取过量的问题。小心菜单上高卡路里、高碳水化合物和高脂质的菜式。点餐前若能知道主菜的卡路里含量会比较好，关于这一点，可以参照89页的热量表。

其次要注意的是营养的均衡。尤其要小心蔬菜摄取不足。外出就餐缺乏的营养，应在另两餐补足，所以食用重点是在一日三餐中平衡营养的摄取。

要注意哦！
外出就餐别吃多

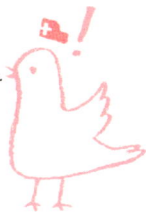

外出就餐时的四大要点

选择分量少的食物，以免饮食过量。

第一点 细嚼慢咽

因为工作忙碌而将就外出就餐，常会吃得太快，应尽可能放慢进食速度。

第二点 剩菜不要勉强吃完，点菜时可先减量

吃到肚子撑了才停筷的习惯一定要改掉，以七分饱为最佳。如果去的餐馆以量多闻名，点餐时就先提醒店员减量或外带。

第三点 减少摄取碳水化合物

避开碳水化合物较多的套餐。此外，盖饭的饭量也很多，小心摄取过量。

第四点 别吃口味重的食物

口味重的菜好下饭，最好避免，以免饮食过量。酱油、蘸酱也要少放一点儿。

最好的快餐食品是营养均衡的套餐

最理想的菜单并非单品餐点，而是一汤两菜的套餐，其中，以海鲜类为主菜的套餐可以控制卡路里的摄取，并在点菜时，请餐厅减少主食的饭量，就能防止饮食过量的问题。想点单道菜肴时，建议可再加点沙拉或烫青菜，补充蔬菜的不足。

买现成的熟食时，思考点也是一样，请选择"均衡套餐"。至于汉堡等肉类餐点，或以炸鸡排等油炸肉类为主菜的盒饭，热量都非常高，最好避免。

如果盒饭中的蔬菜不足，就再加点一道沙拉。不过淋酱最好选择无油口味。

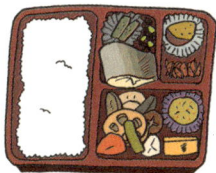

紫苏油 无油

主菜以火烤或水煮的鱼类食品为主，搭配少量、多样的蔬菜，是最理想的选择。

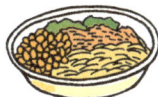

小心别摄取过多甜食与饮料

虽然甜食摄取过多，会导致肥胖、血脂异常症、糖尿病，但一味忍耐，也会造成压力。本篇章将教你几个饮食诀窍，聪明摄取糖分。

过量摄取砂糖会增加甘油三酯

当人感到疲倦或压力大时，总会不自觉地食用甜食。因为甜食所含的糖分在体内分解成葡萄糖后，会成为脑部或肌肉活动的能量来源。糖类是身体的必需营养素，只不过，甜食所含的砂糖在体内分解、吸收的速度，比米饭等食物里的糖类快，容易在肝脏合成为甘油三酯，所以一旦摄取过多，将导致血糖值过高的后果。

此外，过多的葡萄糖会转变成甘油三酯储存在脂肪细胞里，如果每天食用大量甜食，它就会成为肥胖、血脂异常症等生活习惯病的元凶。甘油三酯值偏高的人，绝对要非常注意甜食的控制。

事先决定一天的食用量，控制热量的摄取

为了不让甜食摄取过量，三餐一定要正常吃。对于不吃甜食就会有压力的人，可以每天在100～200大卡的限制内好好享受，但重点是，不能想到就吃，事先就要决定好要吃的量才行。

常见甜食的热量

使用奶油或鲜奶油的西式甜点，不但高脂质，也高热量。糖果和巧克力也是高热量食品，不可忽视。

食品名称	单位	重量（克）	热量（大卡）
冰淇淋	1 杯	120	460
草莓蛋糕	1 块	150	390
奶酪蛋糕	1 块	100	350
仙贝	2 片	65	245
饼干	2 片	50	220
羊羹	1 块	60	170
布丁	1 杯	110	170
蜂蜜切片蛋糕	1 片	50	160
甜馒头	1 个	35	90
巧克力	1/4 片	15	80
糖果	3 颗	20	80

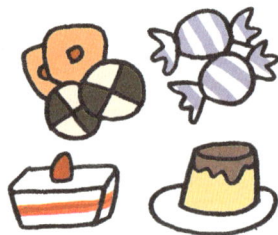

看过来!

标示为"无糖"的食品就能放心吃吗?

很多标示"无糖"的食品，其实是使用甜味剂（例如：葡萄糖、果糖、麦芽糖等），所以并不等于"零糖分"或零卡路里。虽然这些甜味剂的糖类含量和热量比砂糖低，但摄取过量还是会导致一样的结果。因此要特别小心这种令人误解的标示。

饮料的糖分含量

将一般市面卖的咖啡、果汁等饮料所含糖分和热量换算成糖包，数量如下：

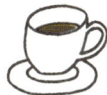

糖包一支=3克=12大卡

咖啡（无糖）
糖包×0支

蔬果汁（铝箔包）
糖包×3支

咖啡饮料（小罐）
糖包×6支

果汁饮料（250毫升）
糖包×10支

碳酸饮料（苹果口味350毫升）
糖包×12支

酸奶饮料（250毫升）
糖包×13.5支

罐装咖啡或果汁皆含高糖分、高热量

不仅是甜食，饮料也要特别注意。罐装咖啡、碳酸饮料、果汁等，都含大量糖分，卡路里也很高。**长期饮用，就会在不知不觉间摄入过多热量。**

每天的水分补给十分重要，但最好选矿泉水、茶等无热量的饮料，像咖啡、红茶等加了砂糖的饮品要尽量控制，最好喝黑咖啡或无糖红茶。

好的蔬果汁、百分之百纯果汁、运动饮料和营养补给液，虽然对身体较有益，但都含有糖分和热量，也不要喝得太多。

摄取甜食和饮料的七大重点

过度忍耐会产生压力，所以不妨在对身体不造成负担的前提下，少量摄取。

第一点 食用量要事先决定好

选择一口大小或小包装的甜食，或把想食用的量先放进适当大小的容器里，先决定食用量，就不会饮食过量。

第二点 一旦摄取过量便需要调整正餐用量

甜食吃得太多，就必须减少正餐的分量，来调节卡路里的摄取，但甜食不能代替正餐，请铭记在心。

第三点 绝对避免在夜间食用

睡前、深夜吃甜食，绝对会使甘油三酯飙高，食用甜食的时间，请选在活动量大的时段。

第四点 在餐后吃不如当点心

在餐后吃甜点，热量一定会超标，所以，在餐与餐之间少量食用甜点反而比较好。

第五点 只选择茶等无热量的饮料

食用甜食时，最好搭配无热量的饮料。每日的水分补给，也要避开高糖分的饮料。

第六点 喝咖啡等饮料时要限制砂糖用量

想喝带有甜味的咖啡或红茶时，建议用低热量的甜味剂或少量的蜂蜜取代。

第七点 偶尔吃一点儿当作奖励

偶尔可以吃一点儿甜食，当作达成目标的奖励。但要提醒自己，这是特殊优待。

喜欢饮酒的人适量即可，挑选下酒菜也别马虎

人说"酒为百药之长"，适量小酌对身体有益。但是饮酒过量也会增加甘油三酯，对肝脏造成负担。饮酒要保持适量，选择低热量的下酒菜也是重点。

饮酒要适量，设定养肝日

摄取少量的酒，对健康有加分的效果（参考下图）。但1克的酒精就含有7大卡热量，热量很高。如果饮酒过量，就会增加甘油三酯。而甘油三酯值偏高的人若再大量饮酒，肝脏就会累积脂肪，有罹患脂肪肝或酒精性肝炎的危险，所以饮酒量一定要减少。

一周设定几天为"养肝日"，减少喝酒的次数，让肝功能有恢复的机会。并发肥胖、糖尿病、肝功能障碍的患者，甚至有"戒酒"的必要。

（ 酒 的 饮 用 量 与 对 健 康 的 益 处 ）

下列数值为每种酒的"1天适当饮酒量"。请保持适量，每星期设几天为禁酒日。

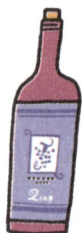

红酒
玻璃杯约 2 杯（220 毫升）
酒精 20.5 克
约 161 大卡

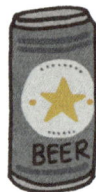

啤酒
玻璃杯约 2 杯（400 毫升）
酒精 14.8 克
约 160 大卡

烧酒
1～2 杯（110 毫升）
酒精 22.6 克
约 161 大卡

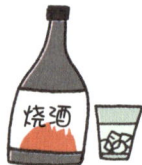

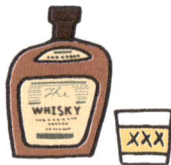

威士忌
双份 1 杯（70 毫升）
酒精 23.4 克
约 166 大卡

对健康的益处

维持适量饮酒对健康有加分的效果。

● 加速血液循环、体温上升，改善新陈代谢
● 缓解压力、放松身心
● 增加 HDL 胆固醇
● 增进食欲

选择热量低的下酒菜

喝酒时，下酒菜的选择也是重点，这是因为**饮酒而使甘油三酯值偏高的人，其诱因并非来自酒精，而是由于在喝酒时食用太多下酒菜的缘故。**

有人觉得油炸食物跟酒很搭，结果摄取过多热量，而且盐分高的食物也会造成饮酒量增加，最好避免。话虽如此，如果空腹饮酒、不吃任何食物，也会造成胃肠和肝脏的负担，所以，请选择低脂质、低热量的下酒菜。此外，断断续续地喝酒，下酒菜也会越吃越多，请提醒自己快速喝完。

建议的下酒菜

尽可能选择动物性蛋白质少的，加有蔬菜、豆类等的健康食材。

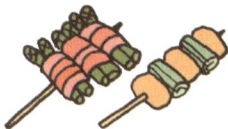

串烧

鸡肝、鸡翅膀、鸡皮等都富含高热量，应尽量避免。选择葱卷、芦笋等蔬菜比较好。

葱卷（一根／蘸酱）	73 大卡
芦笋卷（一根／蘸酱）	76 大卡

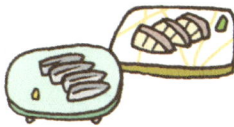

关东煮

选择膳食纤维丰富的萝卜、海带以及低热量的魔芋。年糕、腐竹等则是高热量食品。

萝卜（2～3 厘米厚）	25 大卡
魔芋（1～1.5厘米厚1/4 片）	9大卡

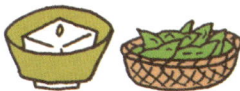

生鱼片

选择低脂质的白肉鱼，或是鲭鱼等青背鱼。高热量的鱼卵以及高盐分的干货，都应避免。

鲭鱼（一尾/切片）	82 大卡
鲷鱼（4～5 片）	73 大卡

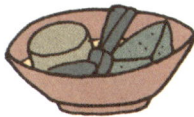

其他

毛豆的膳食纤维丰富、凉拌豆腐热量低，海藻类可做成沙拉，蘸酱要选择无油的。

毛豆（带荚 80 克）	61 大卡
凉拌豆腐（1/2 块）	89 大卡

减少饮酒量的七大要点

饮酒过量或每天喝酒的人请参考以下要点，培养健康的喝酒习惯。

第一点 饮酒时间与饮酒量应事先决定

事先决定好饮酒时间与饮用量，可控制饮酒量。一口两口地喝个不停，饮酒量会不自觉增加，难以节制。

第二点 妥善利用"零热量"的酒

把啤酒换成"零糖分"、"零卡路里"的酒，也是一个好办法。但是，酒精的影响不变，还是要小心过量的问题。

第三点 避免喝过于冰冷的酒精饮料

冰凉的酒一口气就能喝完，不如喝热酒，可拉长喝酒的时间，也可减少饮用量。

第四点 只购买当天要喝的分量

买酒的时候，请不要超过适当饮酒量。因为手边有多余的酒，摄取量就会变得很难控制，所以只购买当天要喝的分量即可。

第五点 喝酒前先喝茶或开水

以水或茶先消解口渴或空腹状态，之后再喝酒，饮用量自然就会减少。此外，饮酒期间也要记得喝水或茶，预防脱水症状。

第六点 在饭前喝不如在饭后喝

吃饱了再喝酒可防止饮酒过量，而且空腹喝酒对肝脏和胃肠都会造成负担。

第七点 美酒浅尝即可

多种酒混着喝，饮酒量自然会变多。重量不如重质，美酒浅尝即可。

93

高血压和糖尿病患者
在饮食疗法上要多下点儿功夫

如果你不仅甘油三酯值偏高，还有高血压、糖尿病、脂肪肝或痛风，就需要再更进一步留意用餐内容。请根据身体状况，找出适当的应对之策。

配合个别疾病，调整饮食疗法

甘油三酯值一升高，多会并发其他的生活习惯病。这些疾病还有可能促进彼此的恶化。若是如此，也会提高动脉硬化的危险性，所以利用饮食疗法来预防十分重要。

所有饮食疗法的共同点是：遵守适当的热量摄取。请大家在实行高甘油三酯血症的饮食疗法外，再配合适合其他疾病的饮食疗法吧。

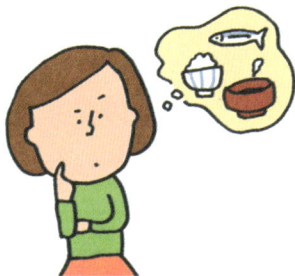

高血压

"减量"和"减盐"是改善的必要条件

除了甘油三酯值偏高等血脂异常外，收缩压在130毫米汞柱以上，或舒张压在80毫米汞柱以上，就是"高血压"，这会导致动脉硬化的发生。高血压的主因多是**肥胖和盐分摄取过量**，因此必须先改善这两点。为了达到减重的目的，应采取控制脂质和热量的饮食方式，充分从蔬菜、海藻中摄取维生素以及膳食纤维，让体重能够慢慢地下降。

此外，**应将每日的盐分摄取量降到6克以下，烹调时留意盐分的使用量**（参照82页），而且要特别小心盐分多的加工品。

高血压饮食疗法的七大要点

第一点 使用低盐调味料，习惯清淡口味

第二点 避免盐分太多的加工食品

第三点 积极摄取钙和钾，有预防血压上升的效果

第四点 充分摄取膳食纤维丰富的蔬菜类和海藻类

第五点 积极摄取强化血管的黄豆

第六点 摄取DHA或EPA的食物，有清血的作用

第七点 烹调时用富含不饱和脂肪酸的植物油

糖尿病

低卡饮食与膳食纤维，预防并改善血糖值

糖尿病患者会因为卡路里摄取过量，而导致血液呈现糖分过多的状态。首先，**将饮食方式改为低卡饮食**，减少葡萄糖转成甘油三酯的内脏脂肪囤积，让血糖值与甘油三酯值一并获得改善。此外，如果正餐食用次数减少，下一次进食时，血糖值就会急速上升，为了预防这种状况，**一日三餐按时吃很重要**。

另外，应积极摄取膳食纤维。膳食纤维可缓和餐后血糖值急剧上升的状态，在肠道也会吸收多余的糖分并排出体外。

糖尿病饮食疗法的三大要点

第一点 一日三餐规律摄取，预防血糖值急速上升

第二点 三大营养素摄取过量与不及都不好，应保持饮食均衡

第三点 摄取膳食纤维，缓和血糖值或甘油三酯值上升

脂肪肝

控制高卡饮食，摄取优质蛋白质

所谓的脂肪肝，就是因为饮食或酒精摄取过量，导致肝细胞异常、肝脏累积过多甘油三酯的状态。如果置之不理，就会发生肝功能障碍，有可能进一步发展成肝硬化。

若脂肪肝的成因出在酒精上，那么，减少饮酒量就很重要。若同时并发肥胖或糖尿病症状，就必须控制卡路里的摄取，减轻体重。不过，**为了促进肝脏的新陈代谢、恢复功能，摄取适量的优质蛋白质也是不可或缺的**，建议摄取黄豆制品、海鲜类等优质蛋白质。

脂肪肝饮食疗法的三大要点

第一点 限制高热量的甜食和酒精摄取

第二点 多摄取黄豆制品或海鲜类等优质蛋白质

第三点 摄取维生素与矿物质，促进肝脏的基础代谢

痛风

减少嘌呤摄取，重视水分补给

所谓的痛风，就是指血液中累积过多"尿酸"的状态，造成脚拇指到关节等各部位剧烈疼痛的疾病。尿酸值高的人，一般来说甘油三酯值也会很高。

痛风的成因是摄取过多高嘌呤的食品，例如猪肝或干货等，这类食品应尽量避免。另外，也要注意酒精或果糖摄取过多的问题。

因此，必须减少摄取富含蛋白质、糖类、脂质的食物，并及时补给水分，多摄取蔬菜等，帮助尿酸的排出。

痛风饮食疗法的三大要点

第一点 注意饮食过量与饮酒过量问题

第二点 请选择嘌呤含量低的食品

第三点 大量摄取水分和蔬菜，帮助尿酸排出

让营养补给品与健康食品
发挥作用

有些营养补给品与健康食品对甘油三酯值的改善颇有成效，如果能妥善地运用，它可成为饮食疗法的得力伙伴。不过，这些东西都不是"药"，不可过于依赖。

营养补给品

营养补给品补充不足的营养成分

营养补给品，是以"补充一般饮食中摄取不足的营养素与机能成分"为目的而打造的商品。标榜"专为在意甘油三酯值的人量身打造"的营养商品随处可见，**但营养补给品并不是治疗疾病的药物**，长期服用也不会使甘油三酯值下降，千万不可迷信。

如果因为服用营养补给品而忽略对正餐的重视，无疑是本末倒置。以正餐为主轴，才是改善饮食疗法的基础，**营养补给品只是协助改善饮食生活的工具而已，应将它运用在营养素不足的状况中**。此外，服用药物的患者，再服用营养补给品时，请遵医嘱。

担心甘油三酯值的人
应摄取的成分

请尽可能从食物中获取营养素，营养补给品只作为辅助性质使用。

左旋肉碱

是与脂质代谢相关的一种氨基酸，在体内会与游离脂肪酸结合，成为能量消耗，也有减少血液中甘油三酯的功能。随着年龄的增长，体内的左旋肉碱数量会降低。

辅酶 Q10

细胞内粒腺体中的辅助酶，它具有将食物中的脂质、糖类、氨基酸转变为能量的作用，而且具有抗氧化力，能防止细胞因活性氧而氧化。

芝麻素

是芝麻中的一种膳食纤维。具有抗氧化性，可去除活性氧，减少血液中甘油三酯等脂质的功能，预防动脉硬化，也有降血压的作用。

纳豆激酶

纳豆所含的独特酶，具有溶解血栓的功能。而血栓就是甘油三酯值偏高的人最担心的——动脉硬化、心肌梗死与脑梗死的诱因。它有助于清血、维持血管健康。

其他成分

● 维生素类
● 大豆异黄酮
● 铬
● DHA
● EPA

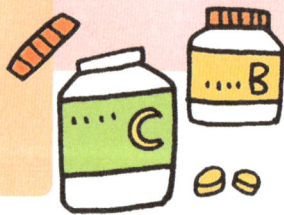

健康食品值得放心的 三大要点

第一点 **含有调整身体状态 的成分**

经科学证实，所含的特定成分可调整身体状态，对维持、增进健康都有一定帮助。

第二点 **通过保健与安全性等项目的审查**

经过专业人员进行保健用途（成效）与安全性的审查，因此可以放心食用。

第三点 **具体指出对何种症状有效**

政府认可其标示出对何种症状有效。因此，可依需求选择适合自己的产品。

健康食品的保健功效

- 调节血脂
- 调整免疫机能
- 牙齿保健
- 促进铁质吸收
- 延缓衰老
- 不易形成体脂肪
- 辅助调整过敏体质

- 调整肠胃功能
- 改善骨质疏松
- 调节血糖
- 抗疲劳
- 调节血压
- 护肝功能

（针对化学性肝损伤）

健康食品

健康食品是具有保健效果的食品

健康食品的原材料主要取自天然的动植物，经先进生产工艺，将其所含成分的作用发挥到极致，从而调节人体机能，适用于有特定功能需求的相应人群食用的特殊食品。

实际上市面上销售的健康食品中，有些也标示"专为在意甘油三酯值的人量身打造"等字眼。而且种类繁多，像调理油、茶饮、调味料、冷饮等，这些食品都含有促进甘油三酯代谢、消耗热量或是防止甘油三酯合成的成分，所以可以抑制甘油三酯值的上升。

饮食疗法的辅助用品，千万不可过度依赖

虽然健康食品的保健效果受到肯定，但它"不是医疗药品"，这一点请大家务必牢记。健康食品和营养补给品一样，并不一定能改善甘油三酯值，所以并非增加摄取量，甘油三酯值就一定能恢复正常。因为它只是辅助饮食疗法的一种食品而已。此外，依个人体质不同，有可能出现过敏等不适症状，所以请大家在食用前详阅说明书。

适合"甘油三酯值偏高的人"的健康食品主要成分

了解什么成分对高甘油三酯的人有效，再摄取自己需要的成分吧。

甘油二酯

是调理油中天然油脂的成分之一，具有容易在体内燃烧的特质。吸收后直接送到肝脏，快速分解，不容易转化为脂肪，也会抑制胆固醇值的上升。

黄豆蛋白

是黄豆或黄豆制品所含的蛋白质，具有降低肝脏内游离脂肪酸、减少血液中甘油三酯和胆固醇的功能。对于因体脂肪较少或血脂异常症所伴随的肾脏病也有效。

儿茶素

令血管内脂肪分解酶活性化，并促进甘油三酯的分解，使血液中甘油三酯或胆固醇减少，将脂肪排出体外。

改善甘油三酯值的
食材和简单食谱

为了改善饮食生活，很多人会为每天的菜式和烹调方式而烦恼。请大家参考下列建议的食材和食谱，作为实践饮食疗法的途径之一。

菇蕈类

值得期待的效果 富含能减少甘油三酯囤积的非水溶性膳食纤维，容易得到饱足感，可防止饮食过量。

烹调和吃法的重点 发挥菇蕈类的美味，同时减盐，与蔬菜搭配，还能均衡摄取维生素。

低卡路里、活化代谢——菇蕈类

菇蕈类是富含膳食纤维的低卡食材。菇蕈类中含大量的非水溶性膳食纤维，能将肠内的胆固醇排出体外，也有减缓肠道对糖类吸收的作用，因此有助甘油三酯值下降。此外，膳食纤维在体内会吸收水分而膨胀，因此能提高饱足感、减少食量。

菇蕈类其他的成分，还有能抑制糖和脂质吸收的β-聚葡萄糖、帮助代谢的维生素B群等多种有效改善甘油三酯值的营养素。此外，菇蕈类在阳光下暴晒时，美味和维生素都会浓缩，例如，将香菇放在日光下暴晒两小时，维生素D的含量就会增加数10倍之多。

菇蕈类有大量美味因子，即使煮得清淡也很好吃。而且卡路里低，用来快炒也很适宜，若是水煮或做汤，卡路里会更低。此外，用烤网烘烤后，香气四溢，而且热量也低，是最值得推荐的制作方式。

常见菇蕈类的膳食纤维和热量

（新鲜食材可食用部位，每 100 克）

常见的菇蕈类	膳食纤维（克）	热量（大卡）
杏鲍菇	4.3	24
金针菇	3.9	22
鸿喜菇	3.7	18
香菇	3.5	18
滑菇	3.3	15
舞茸	2.7	16

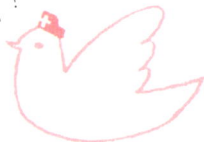

甘油三酯说再见！
用可口的美食向

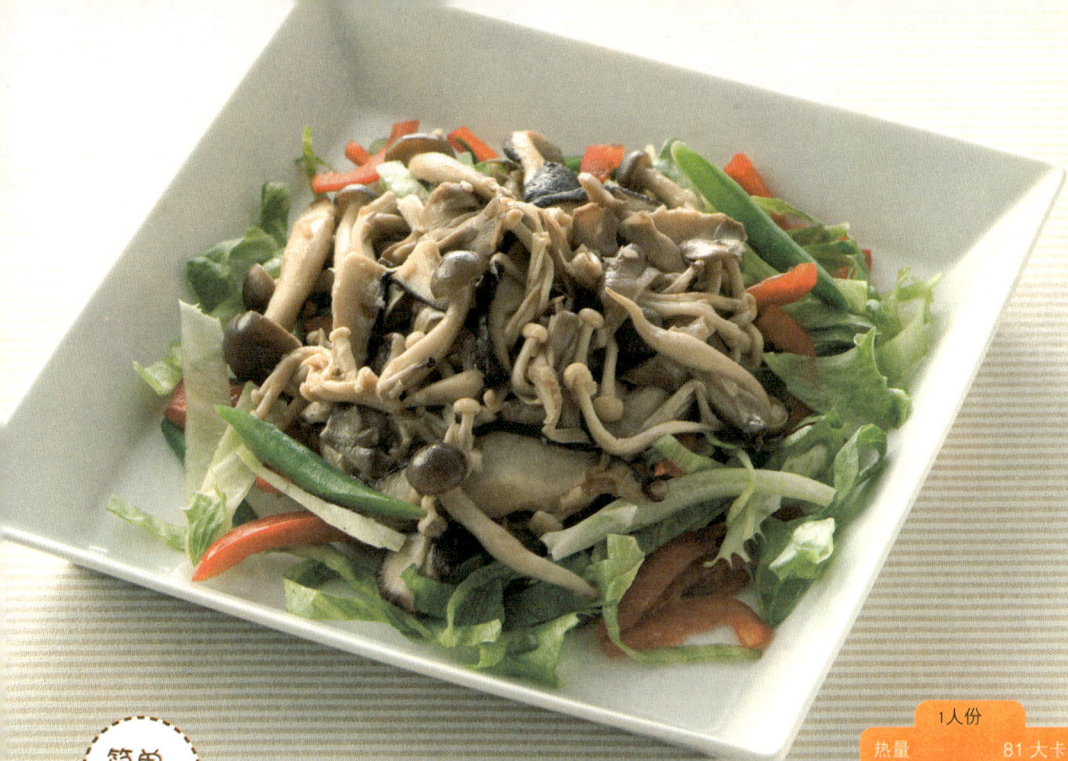

富含膳食纤维的菇蕈类和富含维生素的蔬菜

1人份	
热量	81 大卡
膳食纤维	4.8 克
脂质	4.7 克
盐分	0.8 克

沙拉风味炒野菇

材料 （2人份）

香菇50克、舞茸50克、鸿喜菇50克、大蒜1片、生菜40克、四季豆20克（2～3根）、灯笼椒40克、橄榄油2小匙、盐少于1/3小匙、胡椒少许、柠檬汁3大匙。

做法

①香菇去蒂切片。舞茸、鸿喜菇、金针菇剥成方便入口的大小。大蒜切成细末。

②生菜切丝，四季豆烫过后斜切成薄片。灯笼椒切丝。

③橄榄油和大蒜倒进锅里加热，等香味出来时，加入所有的菇蕈类快炒。

④等菇蕈类熟软后，用盐、胡椒调味，关火，加上柠檬汁拌匀。

⑤将②铺在盘底，再将④盛上。

香菇

香菇中含有大量香菇嘌呤，可抑制脂质合成，具有减少血液中甘油三酯和胆固醇的效果。

舞茸

有改善甘油三酯值和胆固醇值的效果，是水溶性膳食纤维。

99

黄豆、黄豆制品

| 值得期待的效果 | 大豆富含膳食纤维、类黄酮素、黄豆皂素，可有效降低甘油三酯值。 |

| 烹调和吃法的重点 | 活用黄豆制品，加进每天的菜肴中。 |

优质营养成分的宝库，有助改善甘油三酯值

黄豆有丰富的优质蛋白质，其中包含均衡的必需氨基酸。此外，它**还富含能改善甘油三酯值、血脂异常、动脉硬化以及预防肥胖的成分**。它和鸡蛋、肉类等动物性蛋白质不同，是低脂质、低热量的植物性蛋白质，也是饮食疗法中可积极摄取的食品之一。

经科学证实，黄豆除了富含能改善甘油三酯等脂质的膳食纤维和亚麻油酸之外，构成大豆蛋白质的黄豆蛋白还具有降低甘油三酯的功能。另外，像大豆卵磷脂可避免甘油三酯堆积于肝脏内，对脂肪肝的预防效果卓越。

此外，黄豆中所含的异黄酮和大豆皂素等植物素成分，有强大的抗氧化作用，能减少甘油三酯，对预防动脉硬化效果极佳。

黄豆、豆腐、豆渣、纳豆、油豆腐等黄豆制品，**种类多元又食用方便，请尽量每天摄取。**也可以把黄豆粉撒在牛奶、香蕉上，当作早餐或点心来吃。

常见黄豆、黄豆制品的膳食纤维和热量
（新鲜食材可食用部位，每 100 克）

常见黄豆、黄豆制品种类	膳食纤维（克）	热量（大卡）
黄豆粉、整粒黄豆	16.9	437
豆渣（传统制法）	9.7	89
黄豆（熟）	7.0	180
纳豆	6.7	200
油豆腐	1.1	386
板豆腐	0.4	72
嫩豆腐	0.3	56

魔芋

| 值得期待的效果 | 葡甘露聚糖可排出脂质，抑制甘油三酯的吸收 |

| 烹调和吃法的重点 | 加在炖菜或汤里，提升饱足感。 |

富含水溶性膳食纤维，保持肠道畅通

有97%是水分，剩余的主要成分是一种水溶性膳食纤维，称为葡甘露聚糖。葡甘露聚糖能排出肠道多余的脂质和垃圾毒素，抑制甘油三酯和胆固醇的吸收，有助于改善血脂异常症。

此外，魔芋很有嚼劲，可有效预防饮食过量，提升饱足感，而且又是低卡食物，可放心食用。

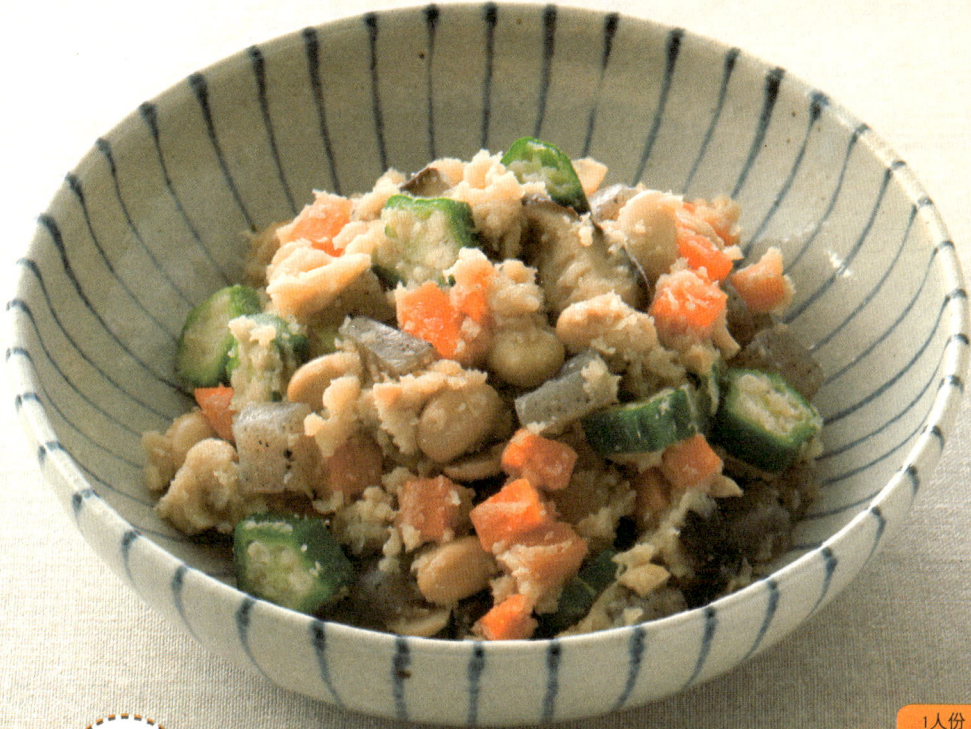

1人份	
热量	130 大卡
膳食纤维	8.8 克
脂质	3.9 克
盐分	0.9 克

简单食谱

用黄豆和魔芋的膳食纤维，把肠道清干净

水煮黄豆拌豆渣

材料（2人份）

黄豆（熟）60克、豆渣60克、干香菇4克、秋葵40克、魔芋60克、胡萝卜30克、高汤1/2杯、配料【酱油2小匙、甜酒酿2小匙、砂糖1小匙】。

做法

①干香菇放在热水中泡开，切成1厘米左右的细丁。香菇水不要倒掉，放置一旁备用。秋葵水煮后切成小块。魔芋、胡萝卜也都切成1厘米左右的细丁。

②高汤放进锅里加热。滚开后转成小火，放进香菇继续煮1～2分钟。等香菇变软后，把秋葵以外的所有材料，连同香菇水和配料一起放入。

③等水分收干，加入秋葵，拌匀后即可。

蔬菜和香菇！同时摄取

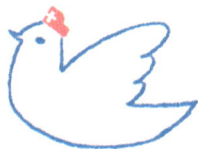

| 值得期待的效果 | 麦类和糙米含有丰富的膳食纤维，谷类富有嚼劲，可预防饮食过量。 |
| 烹调和吃法的重点 | 每天主食选用糙米或胚芽米。麦类加热速度快，会比精制白米更好。 |

富含膳食纤维、维生素与矿物质

　　米大致可分为粳米和糯米两种。粳米通过精制的程度，可分为糙米、胚芽米和精制白米等。只去除稻壳的就是糙米，**糙米富含能排出甘油三酯的膳食纤维，和主要促进糖分代谢的维生素B$_1$，以及丰富的矿物质，**营养价值远高于精制白米，而且由于它富有嚼劲，有预防饮食过量的效果。在改善甘油三酯值的饮食疗法中，建议以糙米或胚芽米作为主食。此外，大麦含有大量维生素B$_2$和钙质，有助代谢脂质和水溶性膳食纤维，对消除肥胖、便秘也有功效。

简单食谱

大麦加上丰富的蔬菜，嚼劲、营养都满分！

特制大麦蔬菜番茄汤

1人份

热量	260 大卡
膳食纤维	8.1 克
脂质	5.5 克
盐分	2.2 克

材料 （2人份）

大麦30克、芹菜40克、莲藕60克、鸡胸肉（去皮）80克、草菇60克、大蒜1片、罐装水煮番茄200克、橄榄油2小匙、鸡汤块2/3块、扁豆30克、盐少于1/5小匙、胡椒少许、荷兰芹少许。

做法

①芹菜去除粗纤维、切成小块。洋葱切丝。胡萝卜切成半月形。莲藕去头尾，横面切成4等份。鸡肉切成丁。草菇切成4等份。大蒜切成细末。罐装番茄切成大块。

②橄榄油和大蒜放入锅中加热，等香味出来时，加入鸡肉翻炒。待鸡肉表面变色后，加入洋葱继续翻炒。

③等洋葱变得有点透明之后，将芹菜、胡萝卜、莲藕、草菇一起放进去快炒。

④将少于3杯的水（在分量之外）、大麦、番茄、鸡汤块、扁豆加入。滚开后转小火，熬煮15～20分钟。

⑤等大麦、扁豆煮软后，用盐、胡椒调味，盛在盘中，撒上荷兰芹。

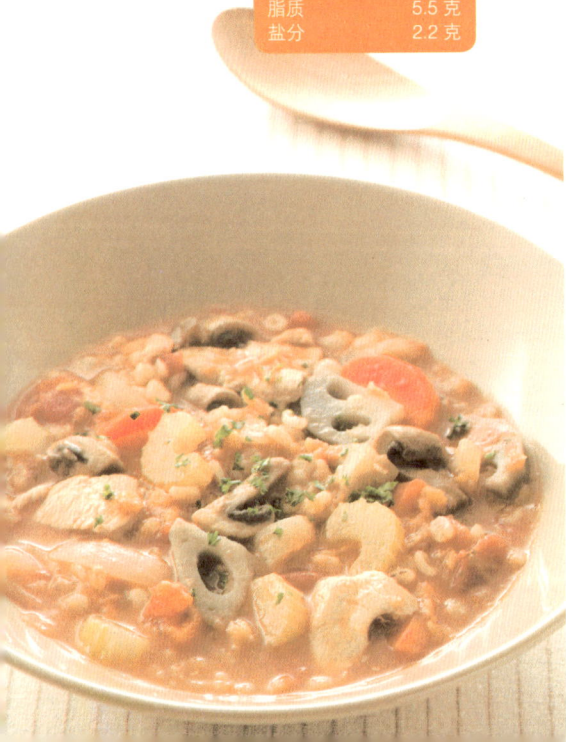

薯类

值得期待
的效果

烹调和吃
法的重点

抗氧化的维生素C可抑制动脉硬化。还有丰富的膳食纤维。

连皮一起煮，提升抗氧化力。但热量高，小心食用过量。

可有效摄取膳食纤维和维生素C

富含膳食纤维的薯类，有降低甘油三酯值的功效。其中红薯和马铃薯富含强力抗氧化作用的维生素C，有助于抑制动脉硬化。皮含有同样能抗氧化的多酚，所以不妨连皮一起食用。

不过，薯类的糖含量很高，所以热量也高。**要注意适量摄取，每天摄取80～100克即可。**

简单食谱

1人份	
热量	92 大卡
膳食纤维	1.8 克
脂质	1.8 克
盐分	0.7 克

膳食纤维+维生素C，预防脂质氧化

常见薯类的膳食纤维、维生素和热量

（新鲜食材可食用部位，每 100 克）

常见薯类种类	膳食纤维（克）	维生素C（毫克）	热量（大卡）
红薯	2.3	29	132
芋头	2.3	5	58
野生山药	2.0	15	121
山药、银杏薯	1.4	7	108
马铃薯	1.3	35	76

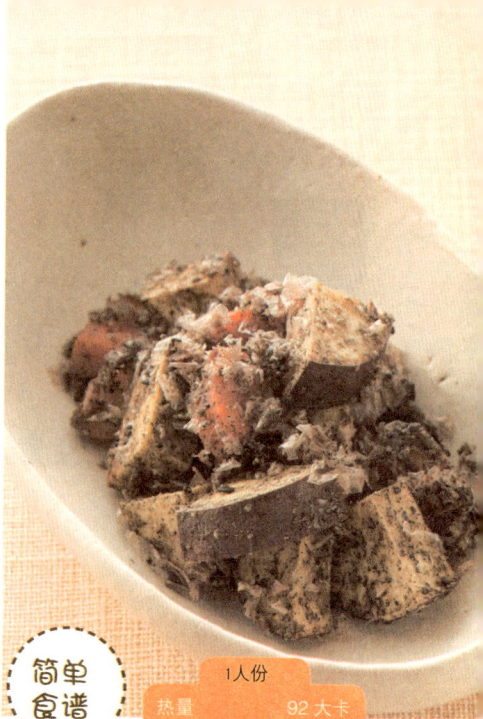

芝麻柴鱼烤红薯

材料 （2人份）

薯类80克、胡萝卜40克、配料【黑芝麻粉2小匙、砂糖1小匙、酱油1/2大匙、高汤1小匙】、柴鱼片3克。

做法

①红薯连皮切成1厘米厚，再对切成4等份，用铝箔纸包好，在200度烤箱中烤8～10分钟。

②胡萝卜切成5毫米厚，再对切成4等份，煮软后捞起。

③将①和②加在一起，用配料拌匀后，撒上柴鱼片搅拌即可。

深色蔬菜

值得期待的效果　膳食纤维和矿物质可降低甘油三酯值。抗氧化维生素则有加倍效果，有效预防动脉硬化。

烹调和吃法的重点　将多种蔬菜组合起来，每天应摄取350克的蔬菜。

利用深色蔬菜摄取维生素与膳食纤维

　　蔬菜富含膳食纤维、维生素和矿物质，对甘油三酯值的改善极有帮助。尤其是胡萝卜、南瓜、菠菜、西兰花等深色蔬菜，富含可在体内转换为维生素A的β-胡萝卜素，也有丰富的维生素C、E。这些具有抗氧化作用的维生素会产生加倍效果，可防止因甘油三酯囤积而增加的LDL胆固醇氧化，也能抑制动脉硬化。深色蔬菜中，胡萝卜含有极丰富的β-胡萝卜素，1/5根即可满足一天的需求，建议连同营养价值高的皮一起食用。

常见的深色蔬菜种类与富含之营养素

营养素	含量最丰富的深色蔬菜
β-胡萝卜素	胡萝卜、莴苣、菠菜
维生素C	芥蓝、西兰花、小白菜
维生素E	南瓜、芥蓝、菠菜
膳食纤维	芥蓝、西兰花、莴苣

建议每日摄取120克的深色蔬菜

　　一天摄取的蔬菜总量要在350克以上，其中以120克为深色蔬菜最为理想。每种蔬菜的营养都不相同，最好多种蔬菜搭配食用。加热后会减少新鲜蔬菜的涩味，比较容易入口。此外，如果能与高热量的肉类等组合食用，还可以防止饮食过量。

　　β-胡萝卜素若能和维生素C、E一起摄取，能发挥更高的抗氧化力。建议用富含维生素E的植物油拌炒，或用加了坚果类的油做成淋酱，做成蔬菜沙拉食用。

长葱、洋葱

值得期待的效果　葡甘露聚糖可排出脂质，抑制甘油三酯的吸收。

烹调和吃法的重点　水煮或做汤，提升饱足感。

二丙烯基硫化物促进甘油三酯代谢

　　葱所含的多酚，有很强大的抗氧化力，可抑制活性氧、预防动脉硬化。此外，洋葱含有的槲皮素，可强力抑制脂肪吸收，辅助体内脂肪的排出，活化肝脏的功能，提高甘油三酯的代谢。

　　此外，洋葱的辣呛成分——二丙烯基硫化物，能使血液顺畅、预防血栓的发生，还能促进糖类转化为能量使用，提升甘油三酯的代谢。不过二丙烯基硫化物不耐热，生吃较能有效摄取，而且辣呛的口感还有减盐的效果。

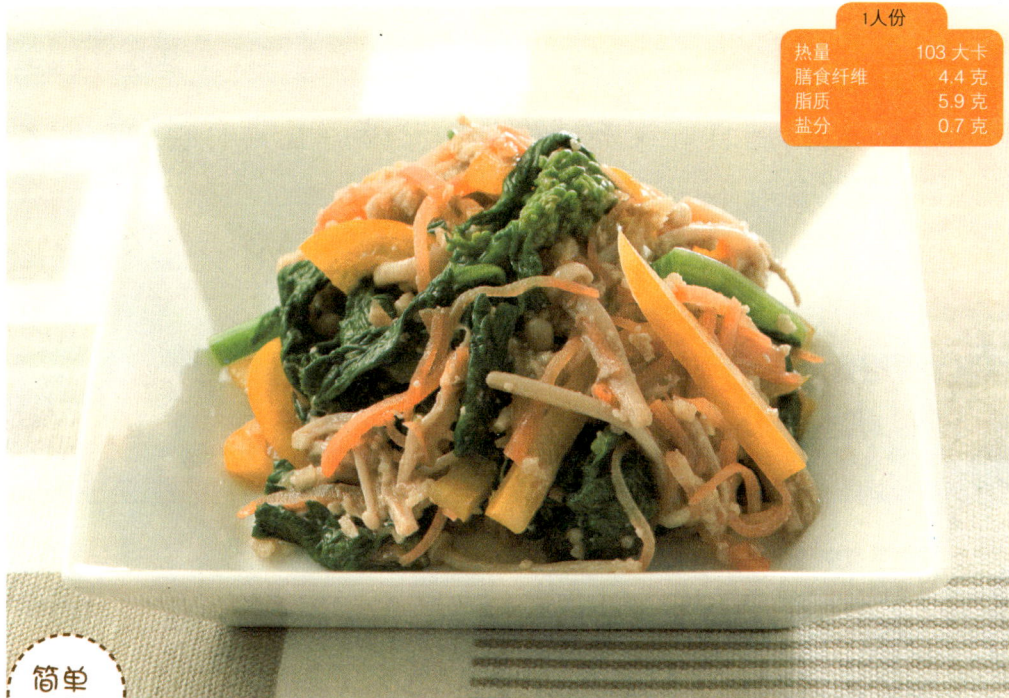

1人份	
热量	103 大卡
膳食纤维	4.4 克
脂质	5.9 克
盐分	0.7 克

简单食谱

深色蔬菜的β-胡萝卜素+核桃的维生素E,提升抗氧化力!

三色拌青蔬

材料 (2人份)

芥蓝80克、胡萝卜30克、灯笼椒60克、金针菇60克、核桃15克(2个)、配料【葱切成细末2大匙、黑醋2小匙、砂糖1小匙、酱油1/2大匙、辣椒油少许(视个人喜好而定)】。

做法

①芥蓝汆烫后切成两半,胡萝卜切丝,灯笼椒切丝。

②金针菇切成两半,盛在盘子里用保鲜膜包住,放入微波炉加热1~1.5分钟。

③核桃压碎,加入配料拌匀。

④在③中加入①和②后拌匀。

看过来!

深色蔬菜和浅色蔬菜如何区别?

每100克深色蔬菜富含600微克以上的β-胡萝卜素。虽然常有人认为深色蔬菜就是"颜色深的蔬菜",而浅色蔬菜指的是深色蔬菜以外的所有蔬菜,但其实圆白菜也是其中之一。

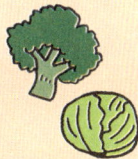

根茎类

值得期待的效果 丰富的膳食纤维能减少甘油三酯，且具有嚼劲，能预防饮食过量。

烹调和吃法的重点 保留咀嚼感，提高饱足感。红烧、热炒、凉拌、煮汤等都很适合。

摄取大量膳食纤维，预防动脉硬化

根茎类是长在土中的蔬菜总称。富含膳食纤维、维生素C和多酚，对甘油三酯偏高、内脏脂肪型肥胖的人，有预防动脉硬化的效果。

尤其根茎类中的牛蒡，富含膳食纤维，对甘油三酯值改善极有帮助。而且，水溶性和非水溶性的膳食纤维牛蒡都有，建议有便秘或高血糖问题的人可积极摄取（参照73页）。此外，根茎类很有嚼劲，细嚼慢咽可以快速获得饱足感，预防饮食过量。

常见根茎类的膳食纤维、维生素C和热量

（新鲜食材可食用部位，每100克）

常见根茎类种类	膳食纤维（克）	维生素C（毫克）	热量（大卡）
牛蒡	5.7	3	65
胡萝卜	2.7	4	37
莲藕	2.0	48	66
芥菜	1.5	19	20
白萝卜	1.4	12	18

膳食纤维丰富的根茎类+有效改善血脂异常的豆浆

根茎类豆腐豆酱汤

简单食谱

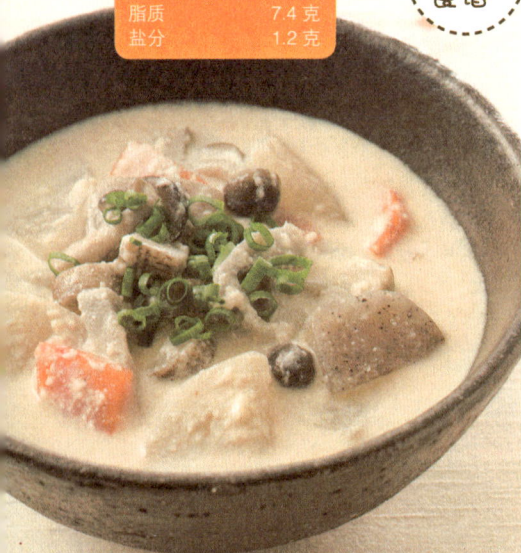

1人份	
热量	162 大卡
膳食纤维	5.7 克
脂质	7.4 克
盐分	1.2 克

材料（2人份）

牛蒡60克、胡萝卜40克、白萝卜60克、莲藕60克、鸿喜菇60克、魔芋60克、嫩豆腐150克、豆浆2大匙、芝麻油2小匙、高汤2杯、豆酱1大匙、葱切丁1小匙。

做法

①把牛蒡皮削掉，切成1厘米厚的半月状。胡萝卜、白萝卜、莲藕都切成1厘米厚、再横切成4等份。鸿喜菇剥散，魔芋撕成数片。

②豆腐加入豆浆捣成糊状。

③锅里倒入芝麻油加热，加入①翻炒。

④加入高汤，把根茎类煮软。

⑤加入②，等翻滚后加入豆酱，熄火。盛在餐具中，撒上切成碎片的葱。

海藻类

1人份	
热量	63 大卡
膳食纤维	5.4 克
脂质	1.1 克
盐分	1.2 克

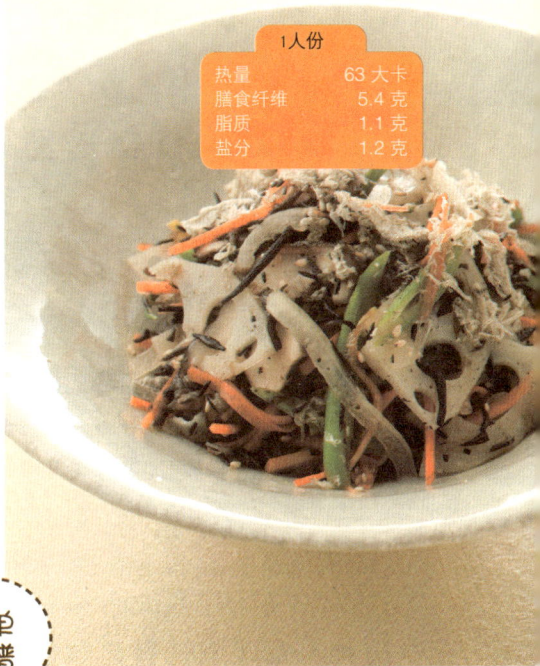

值得期待的效果

水溶性膳食纤维有助排出多余的甘油三酯，对便秘的预防和缓解都有效果。

烹调和吃法的重点

炖煮、沙拉、做汤、热炒、醋拌等方式都可以，食用方法多元。

富含水溶性膳食纤维和矿物质的海藻类

海藻类有丰富的水溶性膳食纤维，和调整体质的矿物质。而**水溶性膳食纤维可以防止肠道吸收糖类**，所以有抑制甘油三酯增加的效果。

此外，海带、海带芽中所含的海藻酸（水溶性膳食纤维的一种）可抑制肠道吸收多余的胆固醇，使之与粪便一同排出，还能整顿肠道环境，因此对于缓解便秘、预防和改善肥胖都有帮助。

常见海藻类的膳食纤维和热量

（新鲜食材可食用部位，每100克）

常见海藻类种类	膳食纤维（克）	热量（大卡）
洋菜	74.1	154
羊栖菜（干）	43.3	139
海带芽	35.6	138
醋拌海带丝	28.2	117
海蕴	2.0	6

简单食谱

羊栖菜+根茎类提高饱足感的"耐咀嚼沙拉"

羊栖菜总汇沙拉配醋拌海带丝淋酱

材料 （2人份）

羊栖菜4克、香菇40克、胡萝卜40克、莲藕40克、四季豆20克、洋葱40克、醋拌海带丝15克、配料【柑橘醋4小匙、白芝麻1小匙】。

做法

①羊栖菜用热水泡开。香菇去蒂，用烤网烤过，切成丝。

②胡萝卜切成丝。莲藕切薄片分成4等份，用加了醋（分量之外）的热水煮熟。四季豆汆烫一下，斜切成薄片。

③洋葱切丝，汆烫后滤去水分。

④醋拌海带丝用剪刀剪短，加入配料拌匀。

⑤将①②③混合，加入④拌匀即可。

青背鱼

值得期待的效果

EPA 和 DHA 有助减少甘油三酯，预防并改善血脂异常与肥胖。

烹调和吃法的重点

选择富含油脂的新鲜鱼类，烹调时要小心，别让鱼油流失。

不饱和脂肪酸促进甘油三酯降低

沙丁鱼、鲭鱼等青背鱼，含有**非常丰富的EPA、DHA等不饱和脂肪酸**。不饱和脂肪酸会抑制肝脏内多余的VLDL（极低密度脂蛋白）胆固醇合成，有降低甘油三酯和胆固醇的作用，还能预防血液中血小板凝结发生血栓。另外，它还有降低血压的作用，让血管结实，抑制动脉硬化的进行、预防心肌梗死和脑梗死的发生。

因此，青背鱼具有多种有益健康的效果，是我们应该积极食用的食材，但由于所含**热量高**，所以每次摄取量控制在60～80克即可。

生鱼片、做汤或炖煮等制作方式都很好

青背鱼的油脂含有EPA和DHA，但它有一个缺点，就是放久后会氧化变质，**因此，一定要挑选新鲜的鱼类**。若与富含抗氧化维生素的蔬菜搭配摄取，就能有效防止氧化、提升效率。

此外，EPA和DHA经火烤或油炸之后，会流失50％左右，最好做成生鱼片直接食用，或是煮成鱼汤，效果更好。

EPA和DHA多储存在鱼头部位，因此与其买切片的鱼肉，不如选整条鱼充分利用比较有效，烹调时，要注意不要让鱼油流失。

我还有疑问！

如何选择新鲜的鱼？

挑选鱼时，要选择眼睛清澈、没有凹陷的鱼。此外，还要注意它的光泽是否鲜亮、鳞片是否完整，这些都是新鲜的证明。鱼鳍若是呈灰色或暗绿色，表示鲜度已经降低，最好别买。买切片的鱼肉时，请选择有弹性的鱼肉，皮肉之间的分界要清晰，最好选择没有泡在水里的鱼。

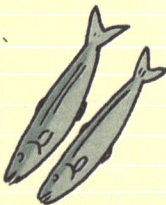

常见青背鱼的EPA和DHA

（新鲜食材可食用部位，每100克）

常见青背鱼种类	EPA（毫克）	DHA（毫克）
沙丁鱼	1200	1300
秋刀鱼	890	1700
鲭鱼	500	70

连汤汁一起食用，就能完整摄取所有的 EPA 和 DHA

芝麻豆酱鲭鱼

1人份	
热量	263 大卡
膳食纤维	4.3 克
脂质	10.6 克
盐分	2.3 克

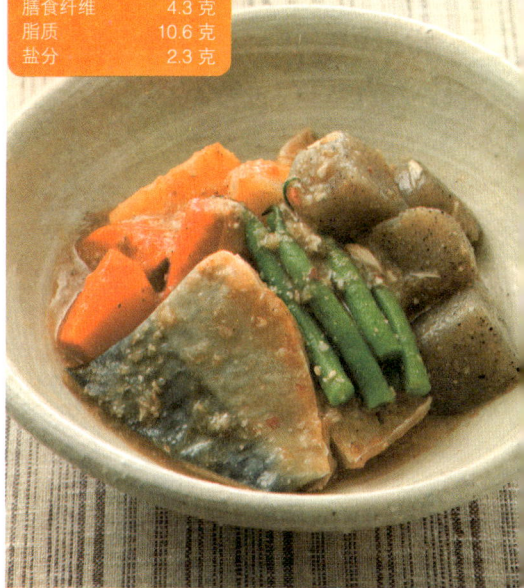

材料（2人份）

鲭鱼160克、姜泥少许、酒2小匙、马铃薯80克、胡萝卜60克、魔芋100克、四季豆40克、高汤1～2杯、配料【酒1大匙、姜泥少许、豆酱4小匙、豆瓣酱1小匙、白芝麻粉1大匙、砂糖1大匙】。

做法

①鲭鱼去骨后，切成方便食用的大小，洒上酒和姜泥腌渍。

②马铃薯、胡萝卜切块。魔芋汆烫后撕开。四季豆汆烫后切成两半。

③把高汤加入马铃薯、胡萝卜、魔芋后开火加热，滚开之后，转小火，煮3～4分钟。

④蔬菜煮软之后，加入配料。滚开后加入①。转小火，盖上锅盖，直到水分收干。

⑤加入四季豆煮熟即可。

1人份	
热量	253 大卡
膳食纤维	2.0 克
脂质	14.7 克
盐分	2.1 克

与深色蔬菜搭配，防止EPA或DHA氧化

蚝油干烧沙丁鱼

材料（2人份）

沙丁鱼120克、酒2小匙、姜泥少许、配料【蚝油1大匙、酱油1小匙、酒2小匙、甜酒酿2小匙】、舞茸60克、青椒60克、灯笼椒60克、芝麻油1/2大匙、盐、胡椒各少许、淀粉适量。

做法

①沙丁鱼切成3段，挑去鱼骨，对切成两半，用酒和姜泥腌渍，与配料拌匀备用。

②舞茸撕成方便食用的大小，青椒和灯笼椒切成丝。

③平底锅置火上先倒入一半的芝麻油，拌炒②。等食材都熟软后，加盐、胡椒调味，盛入盘中。

④把剩下的芝麻油倒入平底锅后开火，将沙丁鱼涂上淀粉后下锅，将两面煎熟。把配料绕圈浇入锅中，转动平底锅直到汤汁收干后，盛在③的旁边。

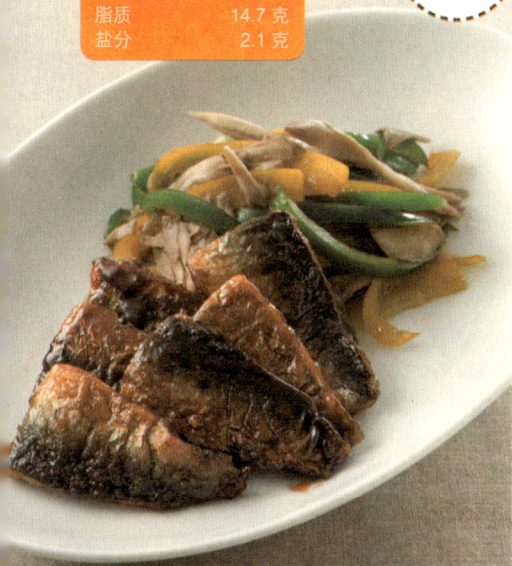

羊 肉

值得期待的效果 左旋肉碱有效减少甘油三酯。
有抑制肝脏脂肪累积的效果。

烹调和吃法的重点 去除油脂部位，能减少羊膻味，热量也会降低。

富含左旋肉碱，降低甘油三酯

　　左旋肉碱是氨基酸的一种，它**除了能减少血液中的甘油三酯、LDL胆固醇外，还有抑制肝脏脂肪累积的功能**。另外，左旋肉碱更因其燃烧脂肪的效果而受到关注。虽然左旋肉碱是在肝脏合成，但是当年龄增长、饮酒过量、肥胖等因素导致肝功能衰退时，它的合成量也会因此降低，甚至出现不足的状态。

　　牛肉或猪肉中也含有左旋肉碱，但含量最丰富的其实是羊肉，而且成年母羊（生育过的羊）的左旋肉碱含量比羔羊（出生未满一年）更多。

　　此外，**羊肉的饱和脂肪酸和总脂肪量比牛肉或猪肉低，是很好的优质蛋白质来源**。对于因为羊膻味而不喜欢吃羊肉的人，可以加入个人喜欢的香辛料或香草来增添香味，或是加入酸奶烹调，就能美味许多。此外，羊膻味最强的部位在油脂，而且油脂的热量又高，不妨先去掉后再烹调比较妥当。

1人份	
热量	254 大卡
膳食纤维	3.7 克
脂质	14.9 克
盐分	1.5 克

简单食谱

从低卡路里的羊肉中摄取左旋肉碱

茄香小羊排

材料 （2人份）

　　带骨小羊排 4 根、配料①【盐1/5小匙、胡椒少许、蒜末少许】、酸奶 100 克、番茄 40 克、灯笼椒 40 克、洋葱 40 克、西兰花 100 克、配料②【咖喱粉 2 小匙、香料（茴香、印度十香粉、红椒粉、姜黄）适量、盐少于1/3小匙、胡椒少许】、烤酱4大匙。

做法

　　①用叉子在小羊排上戳洞，将配料①涂抹其上并且塞进洞里。

　　②筛子底部铺一张厨房纸巾，将酸奶倒入，等10分钟沥干备用。

　　③番茄、灯笼椒切成大块。洋葱切成细丝。

　　④西兰花分成数朵，稍微氽烫一下，保持脆度。

　　⑤将②、③与配料②混合，然后把羊肉放入腌渍 30 分钟以上。

　　⑥将烤盘纸铺在铁盘上，将⑤排在铁盘上、刷上2大匙烤酱。以预热到 200 度的烤箱烤 20～25 分钟。

　　⑦西兰花蘸上剩下的2大匙烤酱，放入⑥的烤盘中再烤 2 分钟。

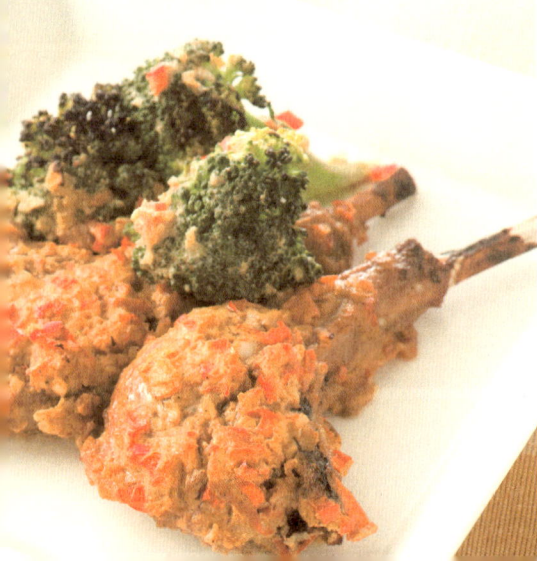

减脂饮料　　茶、咖啡

值得期待的效果
减少甘油三酯和体脂肪的儿茶素和咖啡因，都可预防肥胖等生活习惯病。

烹调和吃法的重点
茶不只用来喝，还可以运用在烹调上，这样可完整摄取维生素等养分。而咖啡要特别小心，别加太多糖。

茶

对健康有益的儿茶素建议天天摄取

儿茶素是绿茶中苦涩的成分，它有相当多的健康效果。**最受瞩目的就是它有减少甘油三酯和LDL胆固醇的功能**。儿茶素进入体内后，能使脂质代谢活跃，另外还有增加卡路里的消耗量，减少体脂肪的效果。它不但能使甘油三酯减少，对肥胖的预防、消减，以及血脂异常的改善都有值得期待的功效，所以**用餐期间和饭后请养成喝绿茶的习惯**。

咖啡

咖啡因能促进脂肪分解

咖啡中所含的咖啡因，**不但有促进脂肪分解的功效，也可以减少因甘油三酯增加而堆积的体脂肪**。其他像多酚之一的绿原酸，除了活化糖分的代谢外，还有卓越的抗氧化作用，有降低血糖值、预防动脉硬化的功能。

此外，咖啡的香味能让大脑放松、也有活化大脑的作用，因此能缓解压力、减少糖分吸收，进而抑制甘油三酯上升（参照150页）。**不过饮用过量，会对胃造成负担，要特别注意**。饮用时也不要加太多糖。

茶的利用方法

连茶叶一起食用，可摄取到完整的维生素。可用果汁机将茶叶打成粉末，用在菜肴中。

1　当作调味料来用

撒在烤鱼或凉拌菜上，茶的苦味可以提味。此外也可以放进火锅的高汤里。

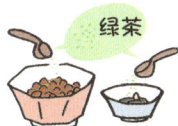

绿茶

2　做成香松

在虾干、柴鱼、芝麻里放进绿茶的粗茶屑，可当作自制的拌饭调味料。

3　利用茶叶渣

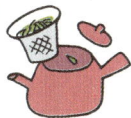

喝完的茶叶渣也可用在料理中。不妨加在卤味或炒饭中食用。

马上挑战！超简单、

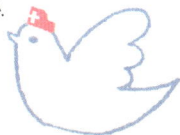

辣椒、姜、梅干

值得期待的效果　提高代谢的成分，对降低甘油三酯也有效。塑造一个容易消耗热量的体质。

烹调和吃法的重点　活用辣味和酸味，也能达到减盐效果。但刺激性太强，建议适量即可。

每天的饮食中吧！清聪明地运用在

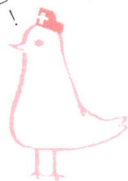

辣椒

辣椒素能促进脂肪分解

辣椒素就是辣椒的辣味成分，它可促进肾上腺素的分泌，并可促进脂肪的分解，**尤其它还有减少内脏脂肪的功能，间接阻碍甘油三酯的合成**。是一种对肥胖的预防与消除极有效果的食材。

但是，因为刺激性较强，如果摄取过多，会导致脉搏和血压上升，诱发胃肠炎等症状，要特别注意。

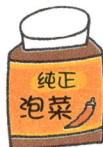

泡菜里富含辣椒素，也有可改善血脂异常的大蒜，大家在饮食上可灵活利用。

姜

保暖身体，促进脂肪燃烧

姜的成分——**姜辣素在被人体吸收之后，有促进血液循环、保暖身体的作用**，因此，可以活络代谢、加速脂肪燃烧。由于多余的甘油三酯转为能量使用，因此可以有效改善甘油三酯值。此外，香味成分姜烯酚有抗氧化作用，对预防血管老化或动脉硬化都有效果。

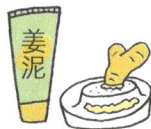

把姜运用在一日三餐中，可以磨成泥或切片冷冻保存，或者做成膏状，食用起来更方便。

梅干

柠檬酸可以促进代谢，抑制甘油三酯增加

梅干中的酸味成分是**柠檬酸，它有清血的效果，也能活化脂质和糖类的代谢**，因此可以将多余的脂肪燃烧，预防甘油三酯的堆积，此外，它还有消除疲劳、预防宿醉和解热的作用。不过梅干的盐分偏高，尽可能选择含盐量较少的梅干。

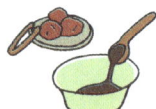

梅肉酱在熬煮梅果时，会生成一种称为梅精的成分，它具有清血的效果。

清血的食材　醋、芝麻、大蒜

| 值得期待的效果 | 使血液变得清澈，有助甘油三酯代谢。 |
| 烹调和吃法的重点 | 让味道更丰富，虽然清淡却能补充口感的不足。 |

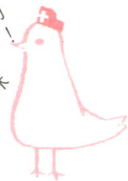

让血液行起来属不同风味的菜肴使用！

醋

调节体质为弱碱性，血液也会变得清澈

当肉类摄取量过多、体质偏酸性时，醋可以将体质调节为弱碱性，促进脂质和糖的代谢，清洁血液。最近也因为在代谢症候群的预防上颇具功效，而成为万众瞩目的食材。有报告指出，如果每日摄取醋，内脏脂肪和甘油三酯都能降低。而且醋的效果不受加热的影响，所以可以放心加在菜肴中天天摄取。

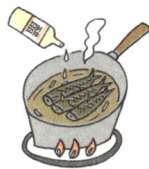

做海鲜或肉类时加一点儿醋，就能多摄取醋了。吃醋也有减盐效果。

芝麻

富含不饱和脂肪酸，可降低甘油三酯

芝麻中有很丰富的亚麻油酸，这种不饱和脂肪酸有减少甘油三酯和胆固醇的效果（参照71页）。另外，芝麻中所含的芝麻素有强力的抗氧化作用，极具预防动脉硬化效果，而且其富含的非水溶性膳食纤维，有助于消除便秘。白芝麻和黑芝麻的热量相近，但黑芝麻的钙质较多，建议配合食材分别食用。

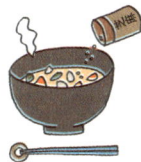

建议撒在豆酱汤里，浓郁的香气令人胃口大开。

大蒜

大蒜素有助于血脂异常的改善

大蒜中含有一种硫化物，叫做大蒜素，它有清血的作用，对于促进血液中脂质代谢、协助甘油三酯值、胆固醇值的正常化颇具功效。大蒜素不受短时间加热的破坏，能取得与生食同等的效果。此外，大蒜所含的胡蒜素有活化新陈代谢、燃烧脂肪的作用，对预防肥胖也有效果。

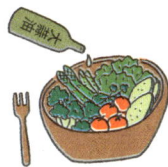

在瓶中放入100毫升的橄榄油和一片切片的大蒜，可制作出一瓶大蒜油。在给蔬菜的调味时，可以滴一点在上面。

113

给甘油三酯数值高的人：
早、午、晚三餐示范菜单

──营养均衡菜单的重点──

相信很多人为饮食疗法中的菜式分配头痛不已，其实只要了解基本原则，就能轻易做出改善甘油三酯值的菜式。

以"套餐"为基础，均衡摄取营养

想要降低甘油三酯值，不但要控制摄取量，还必须将五大营养素——碳水化合物、蛋白质、脂质、维生素、矿物质全部均衡摄取。因此，摄取重点便是少量多吃各种类别的食品。

以菜式的准备来说，有主食、主菜、副菜、汤的套餐最为理想。如果以米饭为主食，再搭配海鲜、蔬菜、薯类、豆类为主菜，**就能做出一套控制热量与脂质的菜肴**。此外，在主食中混入糙米或杂粮，则可摄取更丰富的膳食纤维和矿物质，其耐嚼性也能预防饮食过量。

晚餐经常延迟的人，应在早、午餐多吃一点儿，以**补充晚餐不够的营养**。晚餐至少在睡前两小时前食用完毕比较好。

梅子豆酱纳豆餐的营养分析（1人份）

	热量（大卡）	膳食纤维（克）	蛋白质（克）	脂质（克）	盐分（克）
米饭	216	1.1	3.4	0.8	0.0
梅子豆酱纳豆	102	5.3	8.1	4.3	2.1
炒菠菜	43	1.7	3.8	2.5	0.9
水果酸奶	104	1	4.2	3.1	0.1
合计	465	9.1	19.5	10.7	3.1

主食

糙米饭
260 克 / 2人份
（白米：发芽糙米=1:1）

主菜

梅子豆酱纳豆

材料（2人份）

纳豆80克、海带芽2克、葱20克、秋葵60克、梅干（15%盐分）20克、豆酱1小匙。

做法

①海带芽放入热水中泡开。葱切成碎丁。秋葵烫过后切成碎丁。
②梅子捣烂加入豆酱。
③纳豆与①、②混合。

副菜

炒菠菜

材料（2人份）

菠菜120克、芝麻油1小匙、小鱼干2大匙、盐1/5小匙、胡椒少许。

做法

①菠菜汆烫，切成2厘米长。
②芝麻油倒入平底锅内加热，放入小鱼干翻炒。
③等小鱼干开始变色，加入菠菜继续翻炒，最后用盐和胡椒调味。

水果 **乳制品**

水果酸奶

材料（2人份）

草莓140克、酸奶200克、枫糖浆2小匙。

做法

①草莓切两半，方便食用。
②盛入草莓和酸奶，淋上枫糖浆。

简单准备的纳豆作为主菜，配合蔬菜副菜，营养均衡！

食谱重点

在忙碌的早上，做一道稍微花点儿时间的纳豆主菜，因为黄豆对甘油三酯的改善十分有效。副菜如果能以蔬菜为主，就能保持营养均衡。乳制品富含钙质，水果富含维生素，但糖分和热量较高，所以尽量放在早餐食用。

水果　乳制品

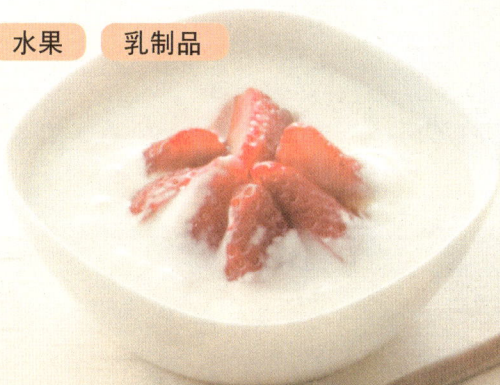

副菜

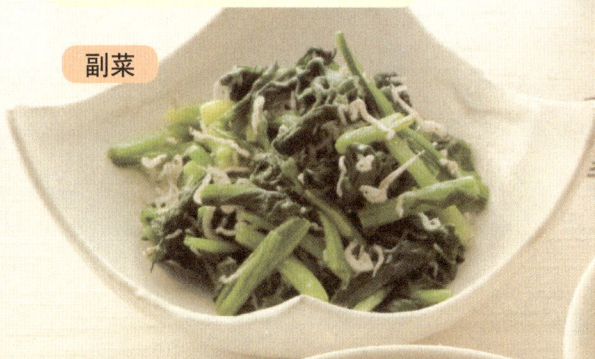

主菜

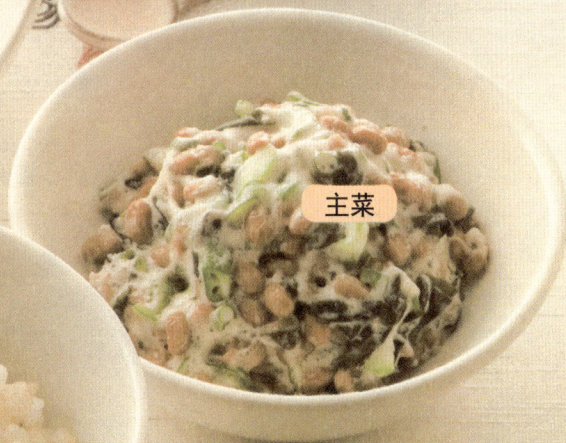

主食

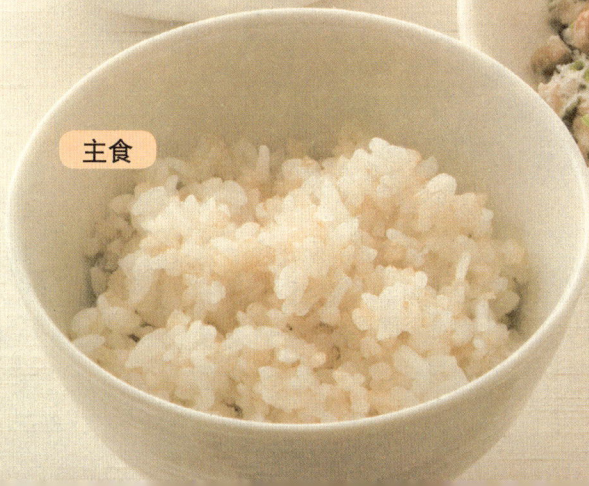

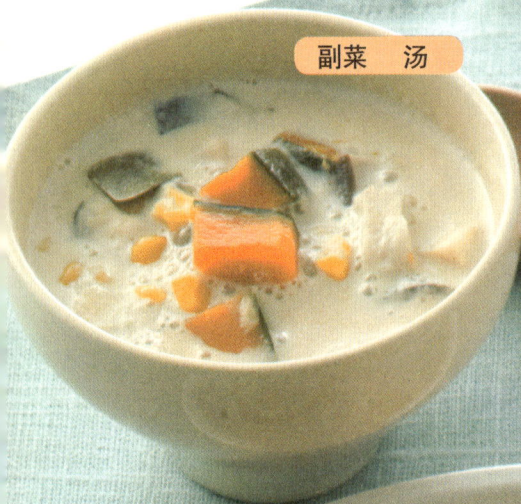

副菜 汤

早餐（面包）

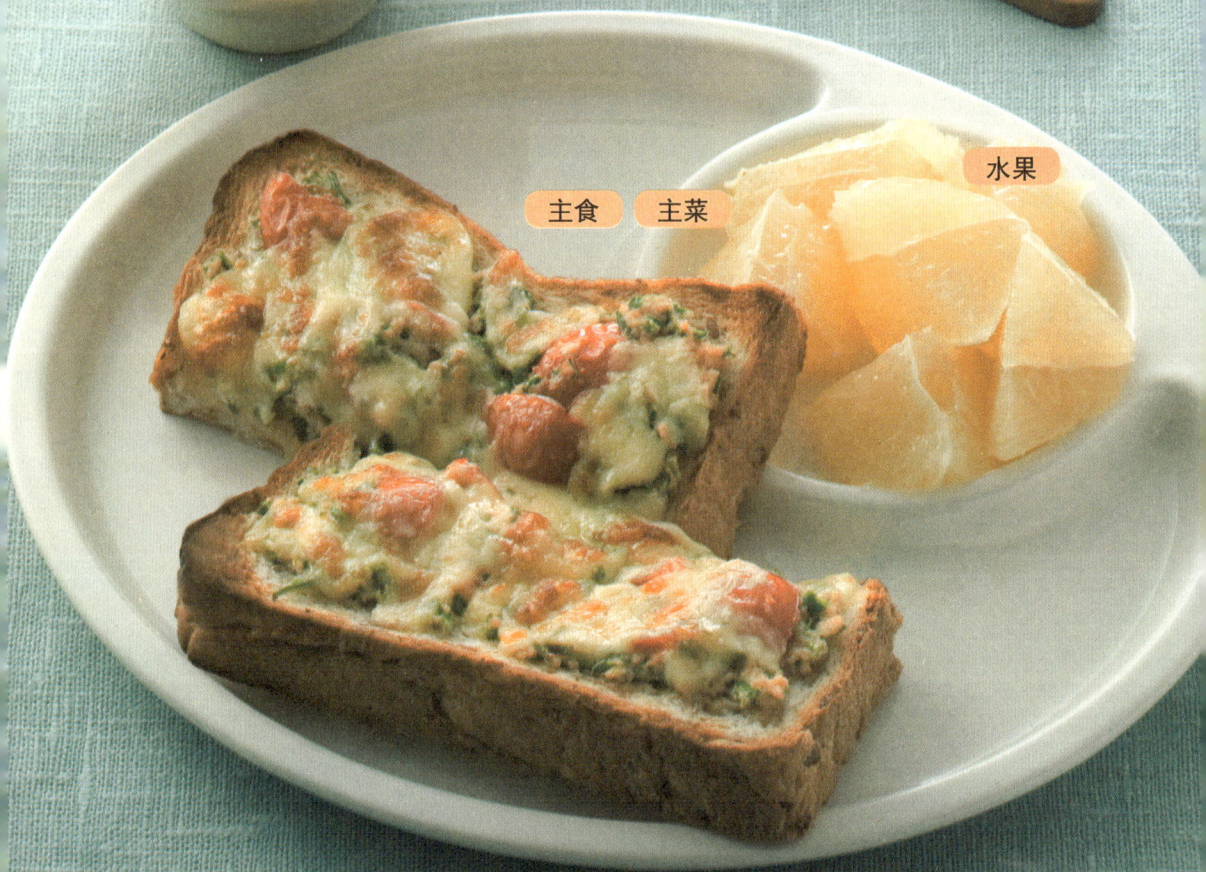

主食 主菜

水果

深色蔬菜+菇蕈类+乳制品，所有营养都均衡摄取

蔬菜鳕鱼卵比萨面包餐的营养分析（1人份）

	热量（大卡）	膳食纤维（克）	蛋白质（克）	脂质（克）	盐分（克）
蔬菜鳕鱼卵比萨面包	260	4.2	13.7	7.3	2.0
豆浆南瓜汤	135	4.3	6.5	2.5	1.5
葡萄柚	38	0.6	0.9	0.1	0.0
合计	433	9.1	21.1	9.9	3.5

主食　主菜

蔬菜鳕鱼卵比萨面包

材料　（2人份）

裸麦吐司120克、青椒40克、圣女果60克、鳕鱼卵30克、比萨专用奶酪40克。

做法

①青椒切成大块。圣女果切成4等份。
②鳕鱼卵剥去薄膜，与①混合。
③裸麦吐司单面涂上满满的②，再撒上奶酪。
④放进小烤箱里烤2～3分钟。

副菜　汤

豆浆南瓜汤

材料　（2人份）

南瓜120克、香菇60克、水1杯、鸡汤块2/3块、玉米粒40克、豆浆1杯、盐1/5小匙、胡椒少许。

做法

①南瓜切成1厘米大小的丁状，香菇去蒂切成5毫米左右的丁状。
②锅里加水、鸡汤块、南瓜后点火，滚开后转小火，煮到南瓜熟软。
③加入香菇、玉米粒、豆浆，再次滚开时，加上盐和胡椒调味。

水果

葡萄柚

材料　（2人份）

葡萄柚200克

做法

葡萄柚去皮，切成一口大小。

食谱重点

尽管这道西式餐点的材料不多，但并没有营养偏差的状况。吐司选择富含膳食纤维和矿物质的裸麦当成比萨面包，既可当主食，也可当主菜，可同时摄取多种营养。汤里也含有丰富的食材，可兼为副菜。

加入100克以上的蔬菜，健康百分百！
扎实有嚼劲的盒饭，提升饱足感

芝麻照烧鲑鱼餐的营养分析（1人份）

	热量（大卡）	膳食纤维（克）	蛋白质（克）	脂质（克）	盐分（克）
豌豆柴鱼糙米饭	358	3.7	11.0	3.5	0.0
芝麻照烧鲑鱼	141	3.2	17.2	4.4	1.3
咖喱炒马铃薯胡萝卜	101	1.5	1.1	4.2	0.5
合计	600	8.4	29.3	12.1	1.8

饮食疗法也要包含在盒饭中！

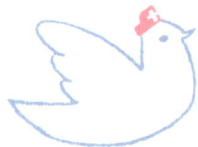

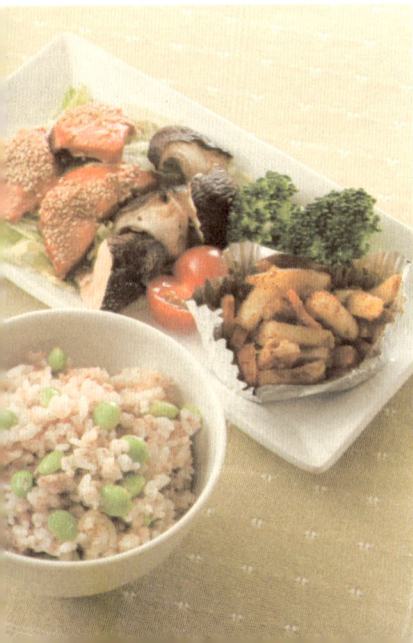

主食

豌豆柴鱼糙米饭

材料（2人份）

糙米饭360克（发芽糙米：白米＝1：1）、豌豆（熟）60克、柴鱼片6克。

做法

在煮好的糙米饭里，加入豌豆、柴鱼片搅拌一下。

主菜

芝麻照烧鲑鱼

材料（2人份）

鲑鱼120克、配料【酱油2小匙、甜酒酿2小匙、姜泥少许】、香菇40克、西兰花60克、生菜40克、圣女果30克、白芝麻2小匙、酱油2/3小匙。

做法

①将鲑鱼切成3片，方便食用。将配料混合后，把鲑鱼片放入腌渍。
②香菇去蒂切成2～4等份。西兰花分成小朵余烫。生菜切丝。圣女果切成两半。

③在鲑鱼单面撒满芝麻，放进预热200度的烤箱里，有芝麻那面朝上，烤7～8分钟。
④香菇也放进烤箱，烤1～2分钟。香菇熟透后，从烤箱中取出，倒入酱汁。
⑤将生菜铺在饭盒底部，盛上④的鲑鱼、香菇，旁边点缀上西兰花和圣女果。

副菜

咖喱炒马铃薯胡萝卜

材料（2人份）

马铃薯100克、胡萝卜30克、配料【咖喱粉1小匙、甜酒酿2小匙、酱油1小匙】、色拉油2小匙。

做法

①马铃薯切成2～3厘米的长条状，略煮一下，未软之前捞起。胡萝卜切丝。配料混合好备用。
②平底锅里倒入色拉油后加热，倒入①翻炒。食材都熟透后，加入配料再翻炒一下。

左边的照片是将右页盒饭放在餐具里的样子。放进饭盒时看起来量不多，但其实却是可以吃饱的量。午餐如果吃太少，会增加点心和晚餐的摄取量，造成反效果。饭盒大小以可容纳800毫升的量为标准。

午餐（盒饭）

食谱重点

　　盒饭应尽量做得和家里的餐点类似。菜式不仅要用到肉和鱼，也应充分加入蔬菜和菇蕈类，才能做出营养不偏差的菜肴。不用想得太难，只要有色彩的意识，自然加入深色蔬菜，就是营养均衡的饮食。

主食

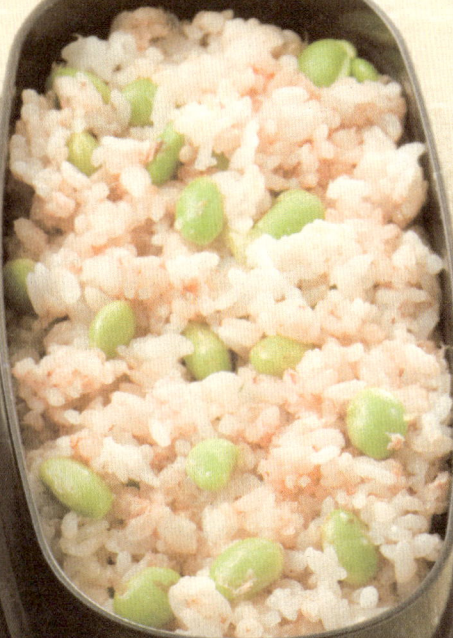

主菜

副菜

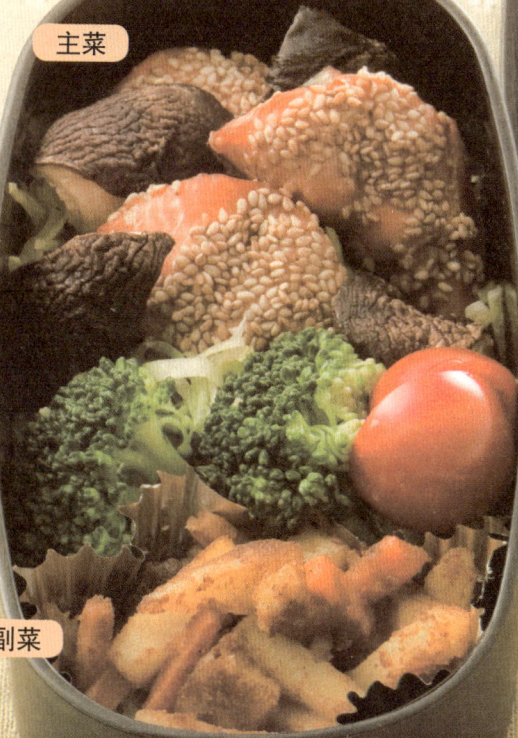

晚餐（鱼类）

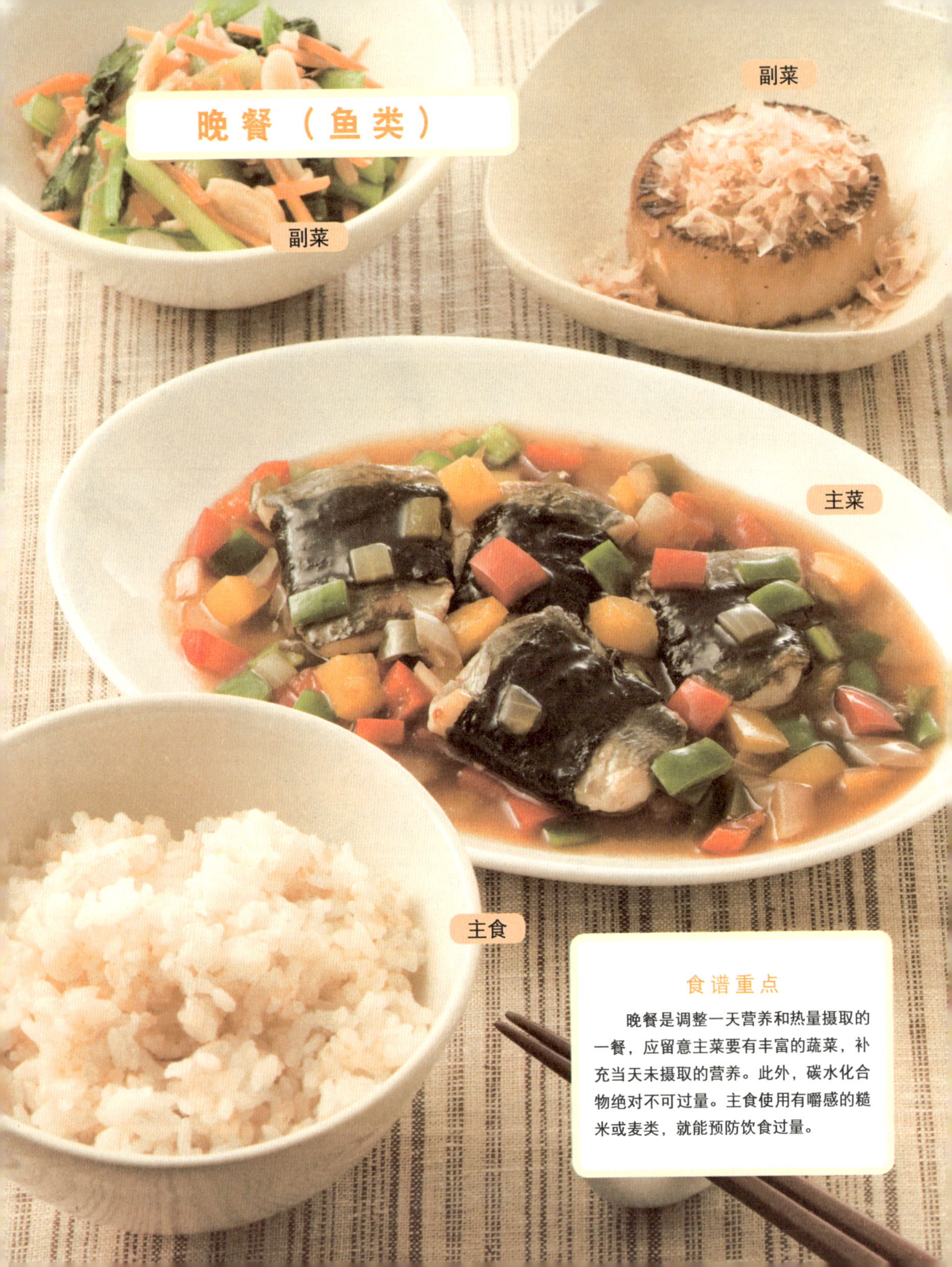

副菜

副菜

主菜

主食

食谱重点

晚餐是调整一天营养和热量摄取的一餐，应留意主菜要有丰富的蔬菜，补充当天未摄取的营养。此外，碳水化合物绝对不可过量。主食使用有嚼感的糙米或麦类，就能预防饮食过量。

EPA、DHA 丰富的青背鱼搭配丰富的蔬菜

醋溜鲭鱼餐的营养分析（1人份）

	热量（大卡）	膳食纤维（克）	蛋白质（克）	脂质（克）	盐分（克）
糙米饭	210	1.3	4.0	0.0	0.0
醋溜鲭鱼	196	1.8	14.4	6.3	1.5
豆酱杏仁果拌小白菜	94	3.5	4.1	6.0	0.8
红烧萝卜	55	0.9	1.9	3.1	0.9
合计	555	7.5	24.4	15.4	3.2

主食

糙米饭

300克／2人份
（白米：发芽糙米=1：1）

主菜

醋溜鲭鱼

材料　（2人份）

鲭鱼120克、配料①【酒2小匙、姜泥少许】、青椒40克、灯笼椒40克、洋葱40克、淀粉适量、烤海苔片1克、色拉油2小匙、高汤多于1/2杯、配料②【酱油1大匙、黑醋2大匙】、淀粉2小匙。

做法

①鲭鱼切成3片，剔去鱼刺，对切成两半，拌上配料①备用。
②青椒、灯笼椒切成1厘米丁状。
③鲭鱼抹上淀粉，用海苔片包起，在色拉油加热后的平底锅里，将两面煎至金黄。
④锅里加入②和高汤，滚开后加入配料②。再次滚开后，用倒入2倍水溶解的淀粉勾芡。
⑤将③盛入盘中，再淋上④，即可。

副菜

豆酱杏仁果拌小白菜

材料　（2人份）

小白菜120克、胡萝卜20克、金针菇40克、杏仁片20克、配料【豆酱2小匙、砂糖1小匙、高汤2小匙】。

做法

①小白菜氽烫后切成2厘米长。胡萝卜切丝，金针菇切成两段。将材料搅拌后，放进微波炉加热1分钟左右。
②杏仁片压碎，与配料拌匀。
③将①和②拌匀，盛入餐盘中。

副菜

红烧萝卜

材料　（2人份）

萝卜140克、配料【酱油2小匙、酒2小匙】、高汤2杯、芝麻油1/2大匙、柴鱼片3克。

做法

①萝卜横切成2～3厘米厚，削去尖角，加入配料后备用。
②高汤、萝卜放入锅里加热，煮到萝卜熟软。
③芝麻油倒入平底锅加热，放入②中的萝卜，煎到两面金黄。将配料绕锅边倒入，煮到水分收干为止。
④盛进盘中，撒上柴鱼片。

以鱼类为晚餐！
不要离太久！

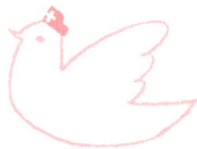

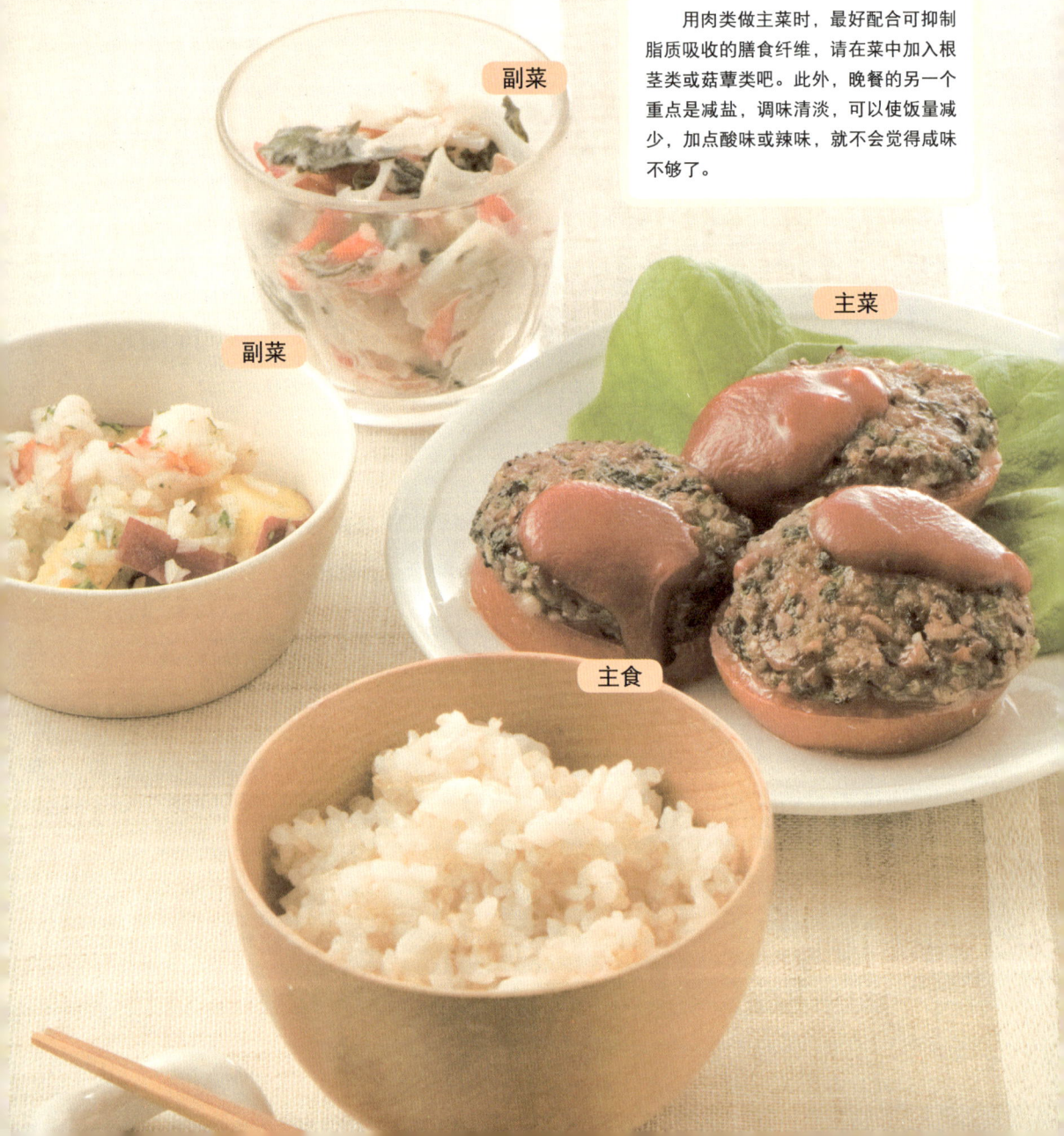

晚餐（肉类）

副菜

食谱重点

用肉类做主菜时，最好配合可抑制脂质吸收的膳食纤维，请在菜中加入根茎类或菇蕈类吧。此外，晚餐的另一个重点是减盐，调味清淡，可以使饭量减少，加点酸味或辣味，就不会觉得咸味不够了。

主菜

副菜

主食

用瘦肉制作肉菜，用烤箱制作减去脂质，进一步减掉卡路里

番茄汉堡餐的营养分析（1人份）

	热量（大卡）	膳食纤维（克）	蛋白质（克）	脂质（克）	盐分（克）
糙米饭	210	1.3	4.0	0.0	0.0
番茄汉堡	176	3.5	12.7	6.3	1.0
凉拌梅肉莲藕	80	1.9	1.7	5.0	1.5
虾仁红薯	98	0.9	6.0	3.2	0.6
合计	564	7.6	24.4	14.5	3.1

主食

糙米饭

300 克／2人份
（白米：发芽糙米＝1：1）

主菜

番茄汉堡

材料 （2人份）

番茄200克、洋葱40克、菠菜80克、香菇40克、猪牛混合肉馅（瘦肉）100克、配料①【淀粉2小匙、盐1/5小匙、胡椒少许】、淀粉2小匙、莴苣4片、配料②【番茄酱2大匙、柠檬汁1小匙】。

做法

①番茄横切成6片。
②洋葱切成碎丁。菠菜汆烫后切成1厘米大小。香菇去蒂切成粗丁。
③混合肉馅加入②中，搅拌直到出现黏性。加入配料①再继续搅拌。分成6等份。
④铁盘铺上烤盘纸，把番茄排列好。撒上淀粉，将③盛在番茄上压平。放进预热200度的烤箱，烤10分钟。
⑤将莴苣叶铺在餐盘上，将④置于其上。将配料②混合，淋在上面。

副菜

凉拌梅肉莲藕

材料 （2人份）

莲藕80克、海带芽2克、灯笼椒40克、梅干（盐分15%）10克、磨碎的白芝麻粉1小匙、沙拉酱2小匙。

做法

①莲藕切成薄片后，翻面再切成4等份。放进加了醋（分量外）的热水里煮熟。海带芽用热水泡开。灯笼椒切成细丝。
②梅干拍烂后加入白芝麻粉、沙拉酱搅拌。
③将①和②拌好盛在盘中。

副菜

虾仁红薯

材料 （2人份）

虾60克、酒1小匙、红薯60克、洋葱30克、配料【红酒醋2小匙、橄榄油1/2大匙】、盐1/5小匙、胡椒少许、荷兰芹切成碎末。

做法

①虾去头、壳、肠泥，切成3等份，洒上酒，汆烫一下。
②红薯带皮切成1厘米米厚，再翻面切成4等份，水煮。
③洋葱切成碎末，加入配料拌匀，撒上盐和胡椒，搅拌均匀。
④将虾仁和红薯加入③，搅拌后盛在碗中，撒上荷兰芹。

晚餐（夜宵）

主食

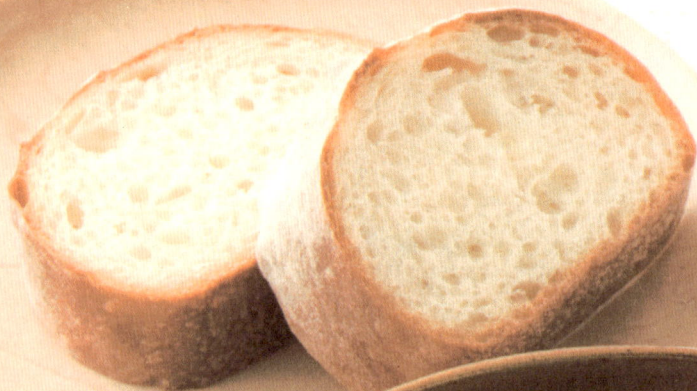

主菜　汤

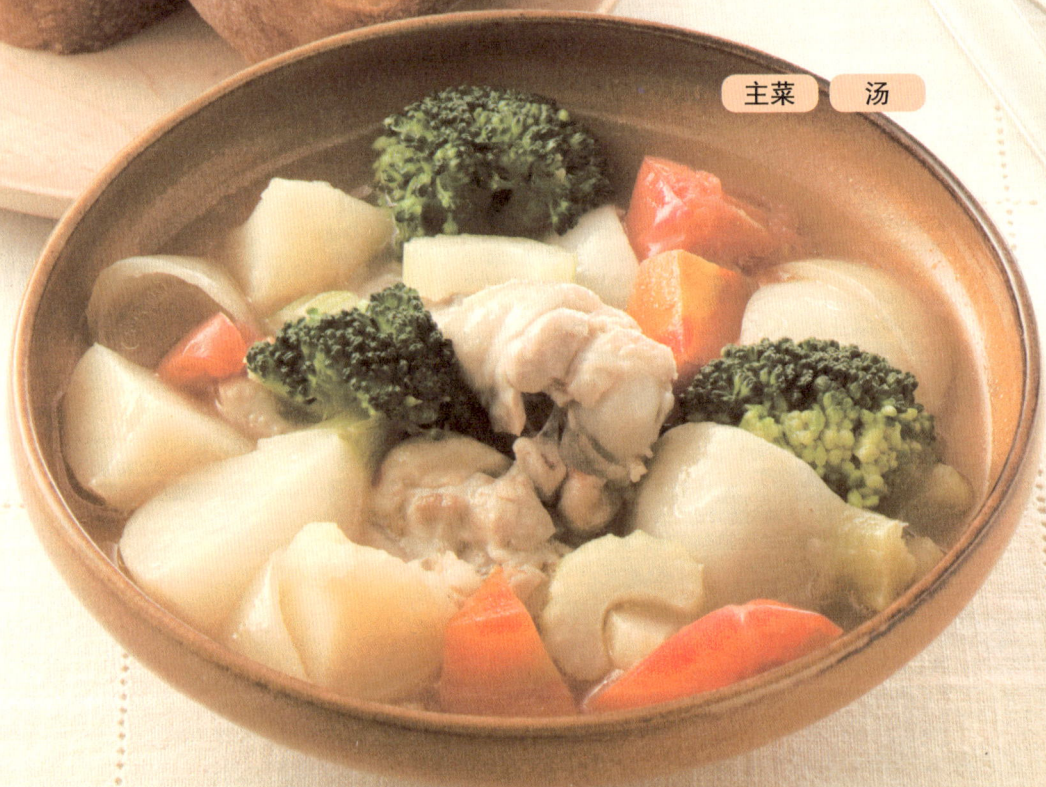

不用油的炖菜卡路里低，带骨的肉和根茎类能预防饮食过量

蔬菜炖汤餐的营养分析（1人份）

	热量（大卡）	膳食纤维（克）	蛋白质（克）	脂质（克）	盐分（克）
法国面包	126	1.2	4.2	0.6	0.7
蔬菜炖鸡汤	214	4.4	14.5	9.9	1.6
合计	340	5.6	18.7	10.5	2.3

食谱重点

深夜才吃晚餐时，尽可能降低卡路里的摄取量为好，最好的选择就是含蔬菜丰富的汤。可以先做好保存，等要吃时再撒点咖喱粉变换口味。放入带骨的肉和根茎类，吃的时候比较费功夫，能提高饱足感、减少摄取量。

看过来!

睡前吃东西会胖是有理由的!

就算吃的分量跟白天一样，在晚上吃就容易变成脂肪堆积。那是因为在晚上，体内会分泌提高食物吸收的荷尔蒙，而且睡眠时热量的消耗很少。因此若要改善甘油三酯值，最晚要在睡前两小时把晚餐吃完。

主食

法国面包
45 克×2 片 / 2人份

汤　主菜

蔬菜炖鸡汤

材料（2人份）

鸡翅膀4对、水5～6杯、姜1片、芥菜160克、马铃薯60克、胡萝卜60克、芹菜60克、番茄100克、西兰花50克、鸡汤块2/3块、盐1/5小匙、胡椒少许。

做法

①将鸡翅膀、水、切成薄片的姜放入锅里加热。等水滚开，捞去杂质，转小火熬30分钟。

②芥菜连皮切成4等份，马铃薯、胡萝卜切块。芹菜去除粗纤维，切成1厘米大小的丁状。

③番茄切成块，西兰花分成小朵后煮熟。

④在①中加入②和鸡汤块炖煮。蔬菜煮软后，加入③再煮一会儿，最后用盐和胡椒调味。

蔬菜丰富的　健康食谱!

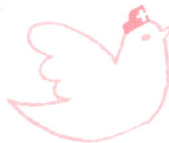

消减甘油三酯与体脂肪的运动四大重点

　　运动时，血中的甘油三酯和体脂肪便会分解，转为能量供身体使用。若要降低甘油三酯值、内脏脂肪和皮下脂肪，除了饮食疗法之外，还要加入运动疗法。

塑造健康不易胖的体质就需要运动

　　不运动只减少卡路里摄取量，虽然甘油三酯会减少，但会落入另一个陷阱——**不运动，肌肉量就会减少，基础代谢也会下降**，所以就会变成易胖体质。由于体力也变得衰弱，所以称不上是健康的身体，最好还是饮食疗法与运动疗法同时进行，才能达到效果。

　　减少甘油三酯和体脂肪的运动有"日常生活运动"、"有氧运动"和"肌力运动"3种。为辅助上述3种运动，还必须再加一项**"伸展运动"**。

　　无氧运动是指短跑、举重等肌力训练，它会使血压急速上升、造成肌肉疼痛，所以不适于用在运动疗法上。像足球等竞赛运动，因伴随紧张和兴奋，需要特别当心。

第一点 增加每日生活活动量 ▶P128

　　不只有运动竞赛才是"运动"，像打扫、洗衣服等家务，像走路上下班、上下楼梯、遛狗、洗车、搬货、跟孩子玩等，日常生活中的一切能燃烧脂肪、消耗热量的活动都算是"运动"。说自己"太忙、没空运动"的人，可以增加这类的活动量。其实只要调整正确姿势，就会增加卡路里消耗量，所以，请在每天生活中逐步增加活动量。

日常生活活动 10 分钟
所消耗的卡路里量

*含基础代谢量的总体消耗卡路里量

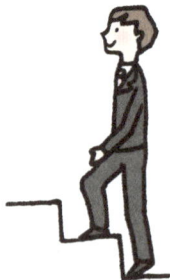

上楼梯
体重 70 千克的人　93 大卡
体重 80 千克的人　105 大卡

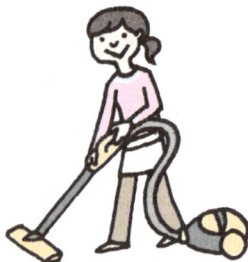

打扫（用吸尘器）
体重 70 千克的人　44 大卡
体重 80 千克的人　49 大卡

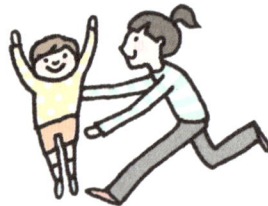

跟孩子跑动玩耍
体重 70 千克的人　62 大卡
体重 80 千克的人　70 大卡

有氧运动 燃烧脂肪
第二点 P130~P133

有氧运动指的是像慢跑、走路、骑自行车等，可供给身体氧气、长时间持续的全身运动。它能分解甘油三酯和体脂肪，转为能量燃烧，所以与脂肪的减少息息相关。此外，有氧运动可提高心肺功能，防止血管老化，活化组织与细胞的作用，并提高持久力。

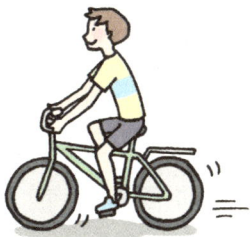

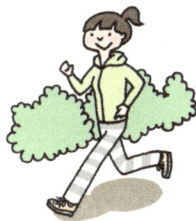

持久力
（有氧运动）

与健康有关的体力组成要素

"持久力"、"肌肉力、肌肉耐力"、"柔韧性"3项，是健康生活所需体力的组成要素。欲均衡提高这3项要素，需要培养体力。此外，运动除了增强体力外，也能提升免疫力、增加骨质密度、消除压力等，好处多多。

肌力&肌肉耐力
（肌力运动）

第三点 **肌力运动提升基础代谢**
▶P134~P143

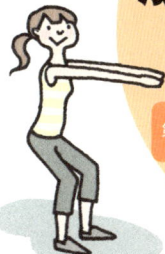

蹲举、俯卧撑、哑铃运动等，反复进行肌肉负荷的动作，锻炼肌力或肌肉耐力（肌肉长时间持续运动的力量）的运动，就叫肌力运动。肌力运动能增加肌肉量，提升基础代谢，成为脂肪容易燃烧的体质。如果没有运动习惯，肌肉量会随着年龄而减少，因此有必要利用肌力运动来维持、增加肌肉量。

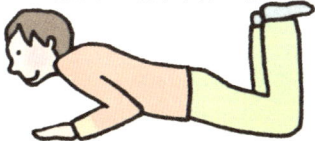

柔韧性
（伸展运动）

第四点 **运动效果**
▶P144~P147

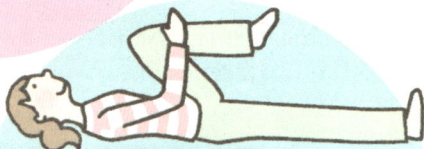

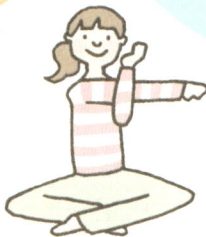

为了安全且有效地进行燃烧脂肪的有氧运动和肌力运动，需要强化身体的柔软度。因此，运动前应该做伸展运动，让肌肉和关节充分伸展。伸展运动也有消除疲劳的功效，运动后伸展，可以消除运动的疲劳。建议在工作中、做家务的空当、睡前都做一次，将有放松精神的效果。

制订运动计划

很多人虽然知道运动是减少甘油三酯的好方法，但由于平常没有运动习惯，很难下定决心开始或坚持。本节将介绍运动的目标、制订计划的方法以及坚持的诀窍。

制订的目标具有高度实践可能性

能减少甘油三酯的运动有很多种，走路、慢跑、蹲举都是其中之一。最理想的方式就是将有氧运动、肌力运动和伸展运动组合起来，每天坚持。没有运动习惯的人，毫无准备地完成所有的项目，实在有点困难。若制订太大的目标，一旦实现不了，便会产生罪恶感，最后也容易放弃。

一开始，先拟订一个可以轻松实现的目标，最简单的就好，像是"遛狗"这种，只是增加生活活动量的内容就可以。而具体的内容、进行的时间、行经的路线，则是成功坚持的秘诀。

达成一个目标之后，会带来自信。此外，再增加运动量或新的目标，慢慢提高运动强度。

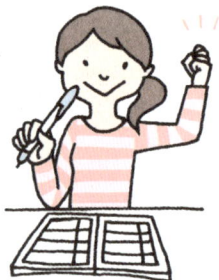

运动的目标范例

千万不要订下做不到的目标，想一个马上就能达成的目标吧。

- ☐ 晚上洗完澡做**伸展运动**
- ☐ 每天都比前一天多走1000步
- ☐ 周末**骑自行车**1小时
- ☐ 星期二早上6点起床出门**走路**
- ☐ 星期三晚上8点**慢跑**回家
- ☐ 公司午休时**走路**到附近的公园
- ☐ 星期一和星期四晚上洗澡前做**哑铃运动**

在日常生活中增加步行数的方法

每天1万步是最理想的运动方式。但平常不太走路的人，要走这么多路十分困难。各位不妨参考下面的小点子，先将每天的步行数从现状增加1000步开始，慢慢地增加步行数目标。

1 利用计步器记录步行数

利用计步器来记录每天步行数。了解自己走路的步数，远比随便走走更容易投入，也可同时记录体重变化。

2 一直走到步行数为止

傍晚时检查一下计步器，如果还不到目标步行数，就追加步行量。例如，在平常下车的前一站下车，走一站到目的地，或是回家前，在小区附近走一圈再进家门。

3 平时穿着容易步行的服装

把平常外出的鞋子换成运动鞋，能激发出想"走路"的意愿。建议把皮包换成"背包"，能平衡走路时身体的姿势。

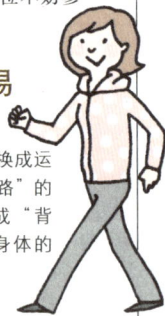

持续运动的诀窍

好不容易开始的运动,如果不能持之以恒就没有意义了。此处就介绍保持动力的诀窍,和动力下降时的对策。

第一点 把激发运动的事物分布在日常生活中

- 把运动鞋摆在玄关明显的地方
- 在日历或笔记本上写下运动的时间表
- 跟家人或朋友约好一起运动
- 在电脑桌面秀出运动的目标
- 厕所墙壁贴上运动的目标
- 向朋友、家人宣布目标

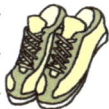

第二点 应对突发事件或负面因素

- 因恶劣天气无法在室外运动而完不成计划时,可改做室内的运动来保持动力
- 不喜欢汗水湿黏的人,可以洗澡前运动,或是去有卫浴设备的运动俱乐部

第三点 先想好感到倦怠或无聊时的对策

- 先换上运动服,走到运动场所去再说
- 对运动内容或行走路径厌烦时,做一下调整
- 如果在运动中感到无聊,不妨边听音乐边运动
- 当走楼梯不再感到疲倦时,可以鼓励自己这是运动的成效

第四点 持续运动下去时记得奖励自己

- 去旅行或是买下心仪已久的东西,用让自己愉悦的方式奖励自己

留意进食的间隔、水分补给和天气

空腹时运动会诱发低血糖、晕倒的情形,十分危险;吃饱时运动对胃肠会造成负担,所以饭后1~2小时是最佳的运动时间。如果是轻度运动,不用隔这么久,吃一顿好消化的简餐,约隔半小时就可以去运动了。

为了补充运动流失的水分,请间断地补给水分。一旦感觉喉咙干渴时,很快就会出现脱水现象。应该在运动前先补充500毫升,运动期间每20分钟补充100毫升的水分。10℃左右的冷开水最容易被人体吸收。而运动饮料可以补充流汗失去的矿物质,但容易造成卡路里或糖分摄取过量。大量流汗时,适量饮用即可。

此外,运动前的热身运动、运动后的放松运动都是必要的。在极热或极冷的时期,应避免户外运动。身体不舒服时,也不要勉强自己。总之,请考虑天气和身体状况再运动。

看过来!

有慢性病的患者应向医生咨询后再运动

有慢性病的患者应向医生咨询后再开始运动,有时运动会对血脂异常或高血糖等疾病造成不利的影响。即使是健康的人,在运动中或运动后感到身体有异样时,也应立即停止运动,到医院就诊。

129

不过分激烈的有氧运动，
让脂肪燃烧更有效率

要让甘油三酯转为能量大量消耗，有氧运动最有效果。要让脂肪有效率地燃烧，适度保持运动的强度十分重要。现在，就来了解一下有氧运动的正确知识吧。

有氧运动燃烧脂肪，安全又有效率

运动分为有氧和无氧两种。有氧运动是指在充分供给氧气的状况下，长时间进行的运动。种类如下图。而无氧运动则是像短跑、举重等瞬间爆发强大力量的运动，由于氧气供应不足，因而只能在短时间内进行。

如果只考虑在一定时间内消耗热量，多会选择强度高的无氧运动，但这有使血压上升的危险，并不适用于运动疗法。此外，有氧运动与无氧运动所用的能量来源比例不同，做有氧运动时，脂质和糖类同时会转换为能量来使用，但无氧运动所用的只有糖类，因此，**要燃烧脂肪还是采取有氧运动较为适当。**

表示运动强度的数值，称为运动强度，强度在70%～80%称为有氧运动。**为了让脂肪安全又有效率地燃烧，运动强度一定要保持在50%以下。**50%的运动强度，大约是有点喘，但还不至于太吃力，血压上升也很轻微，血中的疲劳物质——乳酸也几乎看不出有堆积的情况。

运动强度与脂质利用率的变化关系

运动强度70%～80%为有氧运动，在此比例以上的是无氧运动。无氧运动所使用的能量来源几乎都是糖类。50%左右是燃烧脂肪效率最高的运动强度。

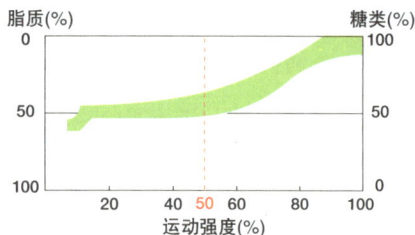

(有氧运动的种类和强度标准)

这里介绍的全部都是"有氧运动"，强度标准是由国际公认，运动强度以"代谢当量"（METs）的单位来表示，下列按代谢当量多寡来排列顺序。

轻度体操
3.5代谢当量

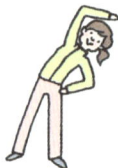

走路
3.8代谢当量

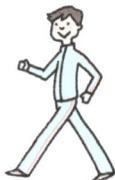

水中有氧运动
4.0代谢当量

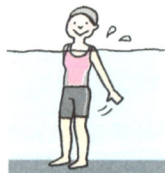

弱

有 氧 运 动 的 心 率 标 准

$$心率（下／分）=138-（年龄÷2）$$

心率的测量法

用三根手指轻压手腕内侧，计算10秒内脉搏数。把该数字乘以6就是当时每分钟的心跳次数。以一定强度开始有氧运动后，心率会在5分钟前后趋于稳定，因此在运动开始5分钟后计算。利用心跳计数器也能简单测出心率。

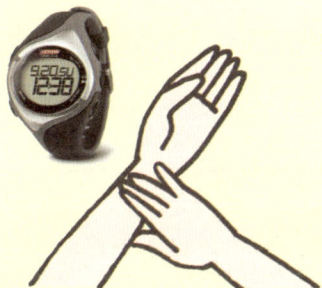

依据上述公式得出各年龄层的心率

25 岁	1 2 5
30 岁	1 2 3
35 岁	1 2 0
40 岁	1 1 8
45 岁	1 1 5
50 岁	1 1 3
55 岁	1 1 0
60 岁	1 0 8

（小数点以后舍去）

一天持续30分钟以上适当强度的运动

我们如何知道50％运动强度是什么样的状态呢？

运动强度上升多少，心率就增加多少。也就是说测量心率，就能了解运动强度。强度为50％时，心率的标准值可以从左边的公式得出，在运动中，需要同时维持该心率。当然，我们无法让心跳完全合乎数值，不过还是要注意保持在正负10％的范围内。

为了改善甘油三酯值，每天做30分钟以上50％左右强度的有氧运动最为理想。如果有困难，就把目标设为一周3天以上，合计为180分钟以上。其实就算每天做10分钟左右也没关系，20分钟以下的运动当然也能燃烧脂肪，但是如果想有效地改善，一次运动持续超过20分钟以上较好。以适当强度持续20分钟以上，转换为能量的脂质比例会升高，就能更有效率地燃烧脂肪。

游泳（慢速） 6.0代谢当量

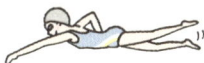

有氧舞蹈 6.5代谢当量

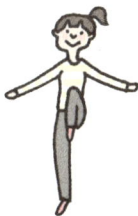

慢跑 7.0代谢当量

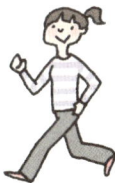

自行车（快速） 8.0代谢当量

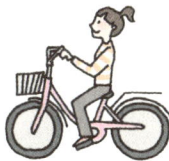

跑步 10.0代谢当量

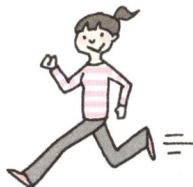

强

把走路和骑自行车纳入生活习惯中

　　想让走路发挥真正的效果，就必须学会正确的走路方式。如果发现自己姿势错了，就赶快挺直脊背改正过来。

(走路的重点)

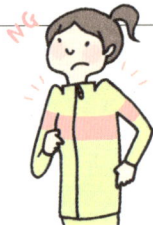

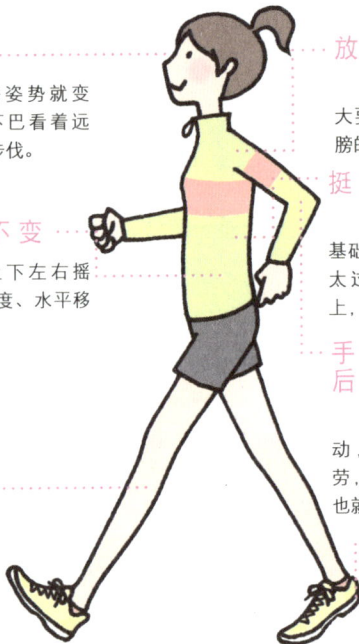

目视前方

看着地走路姿势就变形。轻轻抬起下巴看着远方，走出优美的步伐。

腰的高度不变

腰部不可上下左右摇动，保持同一高度、水平移动的感觉走路。

跨大步向前迈出

尽可能伸直膝盖，用比平常更大的步伐行走。走路时下意识地将全身体重放在跨出的前脚上。

放松肩膀

上半身放松是一大要点。记得放掉肩膀的力气。

挺直脊背

正确姿势是运动的基础。快走时身体常会太过前倾，腰部跟不上，步伐也会变小。

手臂微弯前后大幅摆动

轻轻弯起手臂摆动，手臂便不易疲劳，大幅摆动，步伐也就自然变大。

由脚跟先着地

脚跟踏稳地面，像用拇指根（拇指下面突起处）弹出一般将身体送出。

走路是最轻便的有氧运动

　　走路是随时随地都可以进行的有氧运动，不需要特别的器具。但为了减轻下半身的负担，最好准备一双运动鞋。服装方面，选择不紧绷、吸汗性强的材质为佳。冬天记得保暖，夏天最好戴帽子，必须配合季节和气候来调整服装。

　　此外，在130～131页中有提过，运动时必须保持**在运动强度50%左右**。最好的方法是一边行走，一边测量自己的脉搏。可参考下边的目标。

走路的适当强度目标

1. 比一般行走速度稍快，有点吃力的程度

2. 有点喘，但还可以保持笑容的程度

3. 5分钟左右会开始流汗

4. 10分钟后，小腿肌肉有点酸痛

骑自行车的要诀

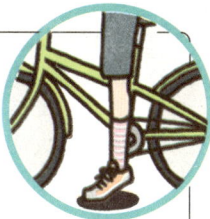

虽然自行车种类多少有些差异，这里介绍的是一般自行车（不是运动自行车）的正确骑法。

服装重点

1 不要穿下摆太宽的裤子

下摆太宽的裤子或长裙，有可能会卷进链条，造成危险。

2 戴安全帽或帽子

为避免翻倒时受伤，最好戴安全帽。不喜欢的人戴帽子也可以。

3 穿着球鞋

靴子会固定脚踝，所以不适合骑车。容易掉落的拖鞋也有危险，最好避免。

4 戴墨镜和手套

为保护眼睛和手，最好戴上墨镜和手套。

变速应调节到腿不会疲劳的状态

有变速的自行车，不要把齿比调得太重，因为这会对下半身造成不必要的负担。齿比调轻一点，就不会耗费太多力气，可以长时间骑乘。

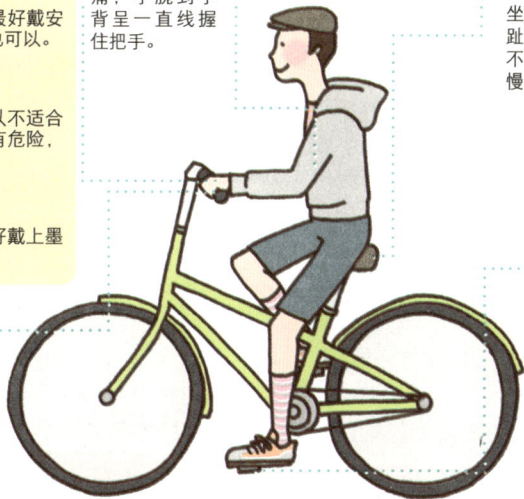

手腕不要弯曲

手一弯曲会造成手腕疼痛，手腕到手背呈一直线握住把手。

手臂微弯

手臂伸太直时，前轮的震荡会传到肩膀和头部，容易产生疲劳。腋下不要张太开。

车座提高

车座升高一点儿会比较好骑，高度的标准约为坐在车座上时，脚伸直脚趾可以抵住地面的距离。不习惯高车座的人，可以慢慢地加高。

拇指根放在踏板中央

拇指根（拇指下面突起处）放在踏板中央，才能将脚的力量有效地传送出去。如果不能将力量用对地方，就会多费力气而感到疲倦。另外，脚尖要朝正前方。

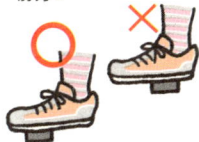

看过来!

要遵守自行车的规则！

自行车违规已成为交通一大问题。自行车原则上应走车道，在车道上靠右通行，夜间要亮灯，禁止两人共骑、饮酒骑车、打伞骑车等行为，请务必遵守。

自行车能简单融入生活因而备受瞩目

自行车近年来成为热门运动，因为它既可作为上下班时的交通工具，对健康又有许多好处。就骑自行车的优点来说，它不像慢跑容易伤到脚部和腰部，**对膝盖有伤或疼痛问题的人也非常适合**。不妨把它当作假日的休闲娱乐，骑车到平时坐公车到达的地方去，让它成为你生活的一部分。上面的图文介绍了一般自行车的骑法，希望更进一步学习专业自行车的人，建议选择运动自行车，它的车体比一般的自行车轻，前进时的阻力较小，所以更适合长时间骑乘。

肌力运动提高基础代谢

　　为了减去脂肪、打造不容易肥胖的体质，最有效的方法是肌力运动与有氧运动并行。肌肉量会随着年龄增长而减少，可通过肌力运动来维持、增加肌肉量。

增加燃烧脂肪的部位——肌肉

　　人类生存所需（如维持体温、心脏跳动等）最低限度的能量，称为基础代谢。这些必要的能量，即使我们不动，静静坐着也会消耗。而肌肉是基础代谢量较多的器官，肌肉量少的人基础代谢也少，也就是说，**肌肉量增加，基础代谢量也会增加，成为燃烧脂肪的体质。**

　　若没有运动习惯，肌肉量会随着年龄增加而减少。到中年之后，即使食量没有增加，也会变胖，这是因为年龄增加、肌肉量减少，基础代谢量也随之减少的关系。因此为维持肌肉量，需要进行肌力运动。

　　为提升其他代谢，肌力运动的重点在于**反复进行不过于吃力的运动**。还有以下几个重点，请铭记在心，即可开始进行136页的肌力运动。

第一点 从躯干的肌肉开始锻炼

　　躯干指的是胸、腹、背、大腿等身体中心的肌肉。以树木为例，就是树干的部分，是支持身体中心的大肌肉。所以从此处开始锻炼的话，肌肉量也会大量增加。此外，它也是不曾做过肌力运动的入门者比较容易锻炼的部位。如果不先锻炼躯干，手臂或小腿等小肌肉也无法有效地锻炼。

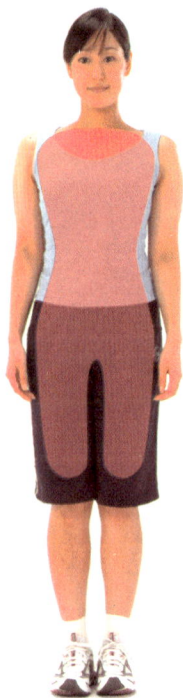

本书目标

　　136～142页介绍的是锻炼躯干的运动、143页介绍的是锻炼手臂等小肌肉的运动，不需要所有动作都做到，但基础动作"俯卧撑"和"蹲举"一定要做。

本书基本动作

俯卧撑 ▶P138

　　本书中虽然把它当作锻炼胸肌的运动，但它不只能锻炼胸肌，上半身都能锻炼到。

＋

蹲举 ▶P141

　　锻炼大腿等下半身的运动，又叫"King of Training"（训练动作之王），是代表性的肌力运动。

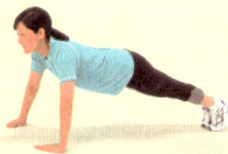

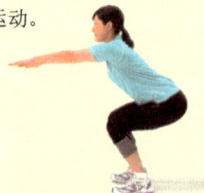

＋

想训练局部部位的运动 ▶P136～P143

　　如果想把松弛的小腹锻炼结实，就做腹部运动，如果想练手臂，就练手臂运动。把自己在意部分的锻炼加进来。

第二点 **动作缓慢，不要憋气**

把时间拉长，增加负荷，确实能提升效果，也是不容易受伤、安全的运动方法。憋气有让血压急速上升的危险，绝不可轻易尝试。深吸一口气，在负荷增加时再缓缓吐出。

本书目标

以3秒钟完成目标姿势，维持1秒，然后再花3秒钟恢复原状。

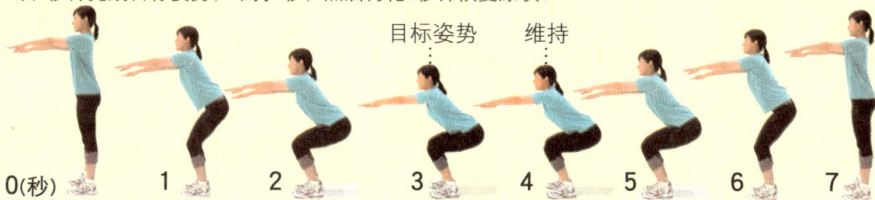

目标姿势　维持

0(秒)　1　2　3　4　5　6　7

开始

第三点 **连续做10次以上**

同样动作反复进行，才会给同一部位肌肉反复的负荷，因此只做2～3次是没有效果的。

本书目标

一个动作连续反复做15次为1回合。

第四点 **把意识专注于锻炼的肌肉上**

只模仿动作是没有效果的。进行时需把意识专注于该肌肉上。也可以看看该部位进行锻炼。

本书目标

从疲劳到超恢复为止，设定为48～72小时。因此，每隔1～2天（间隔48～72小时）运动一次。

第五点 **让肌肉休息到超恢复状态**

从事有效率的肌力运动，也需要让肌肉有休息的时间。从疲劳中慢慢恢复的肌肉，其肌力会比以前更强壮（图中B比A的肌力强，C又比B的肌力更强），这叫做"超恢复"。利用超恢复时机锻炼，肌力会不断提升。

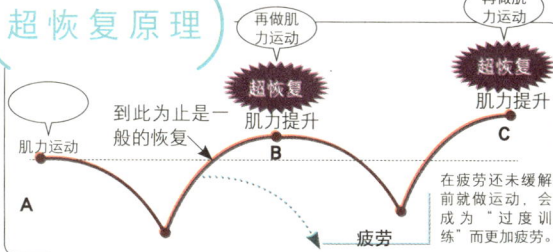

超恢复原理

再做肌力运动

超恢复 肌力提升

到此为止是一般的恢复

肌力运动

A

B

疲劳

再做肌力运动

超恢复 肌力提升

C

在疲劳还未缓解前就做运动，会成为"过度训练"而更加疲劳。

第六点 **习惯之后，再慢慢增加负荷**

① **增加回合数**

一开始，做完1回合就可以了。习惯之后，可增加到2回合、3回合。每回合之间间隔1分钟。等3回合都能轻松完成时，再进行到②。

② **运用哑铃等工具**

只负荷自己体重的运动，叫做"自重负荷运动"。若能轻松完成自重负荷运动，就可以增加到哑铃的负荷。一开始3回合中，只要有1回合持哑铃进行，之后可以渐渐增加持哑铃的回合数。

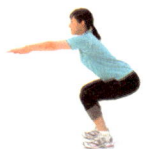

自重负荷的蹲举

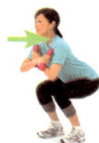

增加哑铃负荷

哑铃重量的标准

每个人肌力不同，因此适当的哑铃重量也因人而异，就标准来说，如果是很吃力才能完成规定的次数（本书是15次），就不适合了，最好选择"稍微吃力"程度的哑铃。女性从1千克，男性从4～5千克开始，缓缓增加重量。加了水的矿泉水瓶也可以拿来利用。

135

腹部

腹直肌、腹外斜肌

加分的效果

凸出的小腹变得结实，减少背部的负担，也能消除腰痛

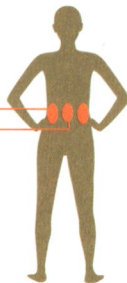

收腹

锻炼纵向经过腹部前面的
"腹直肌上部"

要点

膝盖呈90°直角。这样一来就无法使用下半身肌肉，能有效锻炼腹直肌。

90°

1 仰卧，将脚放在椅子上

注意腰和地板之间不要有空隙，感觉脊背整个贴在地上。把手放在肚子上，专注于腹直肌。

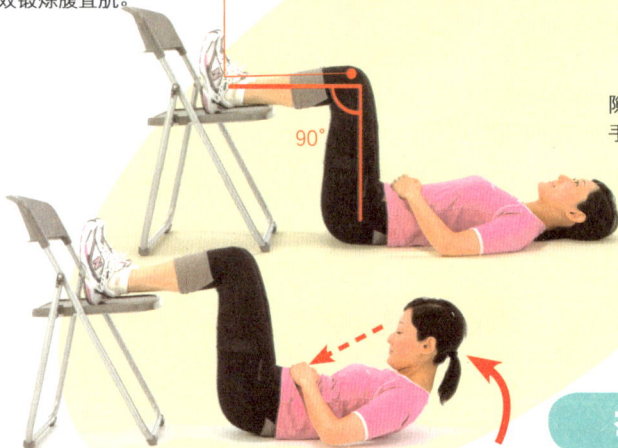

2 手放腹部，头颈向上抬

好像要看自己的肚脐一样，自头至肩的顺序抬起，到肩胛骨悬空时停止。

举腿

用下半身的重量
锻炼"腹直肌下部"

1 仰卧，膝盖轻轻弯起

仰卧，注意腰部不要弓起。两腿并拢弯起膝盖。膝盖的角度越大，负荷也越大。手臂自然放在身体两侧。

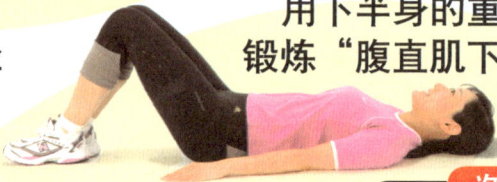

要点

注意重点在于膝盖角度不变，切勿因反作用力而高举。

2 膝盖往胸口拉近

膝盖往胸口拉近，如同画一个弧形。如果背部离开地面，就没有效果了。

次数的标准

15 次（1回合）

● 1→2为一次。反复做1→2→1→2的练习。

● 慢速进行更有效。1→2用3秒钟，在2保持动作1秒，2→1再用3秒钟，以此为标准。

● 一开始做完1回合即可，习惯之后目标设为3回合。轻松做满3回合的人，往下一阶段前进。

● 其他，请参考134～135页的要点。

旋转

用下半身的重量锻炼侧腹斜面的"腹外斜肌"

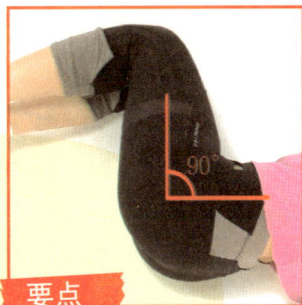

腰与大腿保持90°。角度若太小，上半身容易移动，要特别注意。

1 仰躺将腰往上举

呈仰卧姿势，手臂与身体呈直角伸直，大腿举到正上方，将膝盖弯成直角。注意腰部不可弓起，而且膝盖角度不宜拉大，否则负荷也会增加。

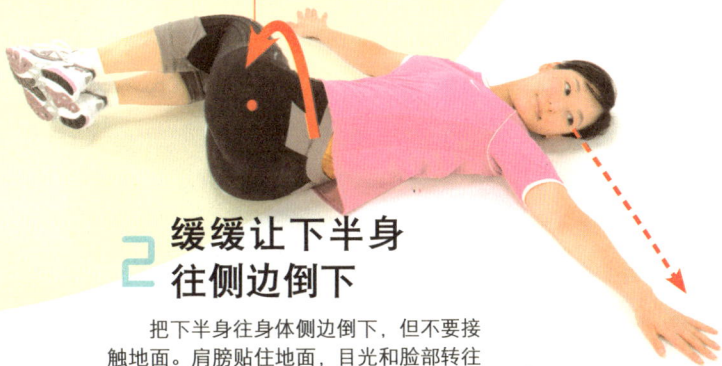

2 缓缓让下半身往侧边倒下

把下半身往身体侧边倒下，但不要接触地面。肩膀贴住地面，目光和脸部转往另一侧。另一侧也重复同样动作。

侧弯

用哑铃的重量锻炼"腹外斜肌"

1 单手持哑铃站立

单手持哑铃站立，另一只手放在头顶。此时很容易感觉到，举手的那一侧腹外斜肌在伸展。

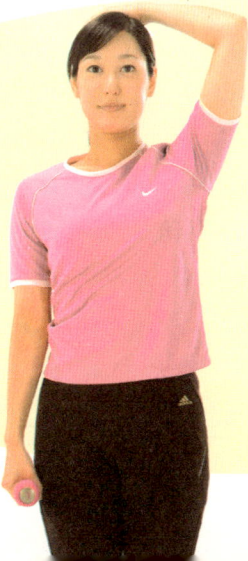

2 身体横向缓缓侧倒

随哑铃的力量拉引，将上半身横向侧倒，上半身注意不可朝前或朝后倾斜，保持水平侧弯。另一侧也重复同样动作。

要点

感觉腹外斜肌充分伸展。

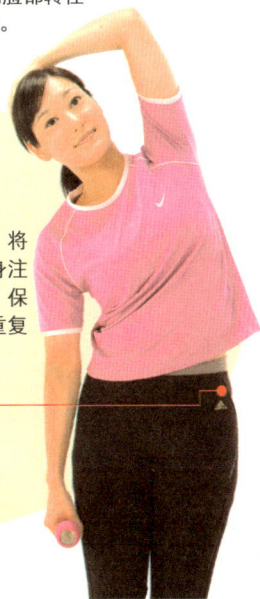

137

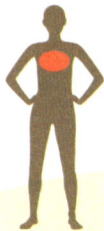

胸部

要锻炼的肌肉

胸大肌

加分的效用

男性胸膛变厚
女性可以丰胸

俯卧撑

利用体重锻炼位于
胸口的"胸大肌"

第一级

膝盖着地

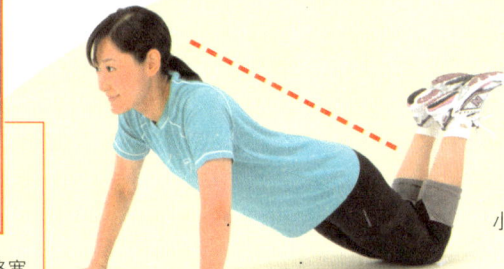

1 **两手撑住地板，
膝盖着地**

肩膀与膝盖保持一条直线。
小腿屈起。

2 **使胸口贴
近地面**

肩膀到膝盖保持一条直线，
弯起手臂，让胸口贴近地面。

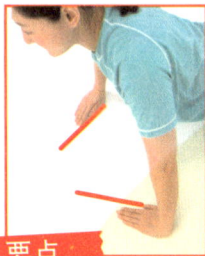

要点

两手的位置比肩膀略宽，
呈"八字形"。两手若与肩
膀平行，则会变成锻炼手臂。

第二级

膝盖不着地

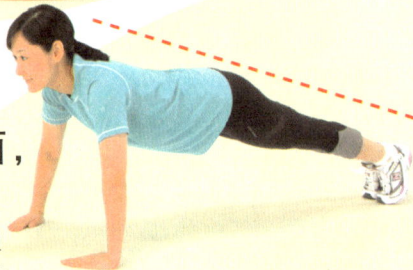

1 **两手撑住地面，
脚尖着地**

两手动作与第一条相同，但
以脚尖而非膝盖着地，支撑身体。
肩膀到脚跟保持一条直线。

2 **使胸口贴
近地面**

肩膀到脚跟保持一
条直线，弯起手臂，让
胸口贴近地面。刚开始
只要稍微弯曲即可，慢
慢加大幅度。

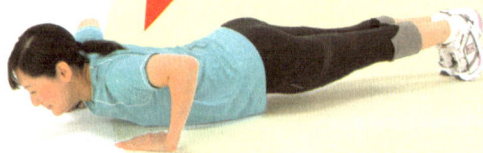

次数的标准

15 次（1 回合）

● 1→2为一次。反复做
1→2→1→2的练习。

● 慢速进行更有效。1→2用3秒
钟，在2保持动作1秒，2→1再
用3秒钟，以此为标准。

● 一开始做完1回合即可，习惯
之后目标设为3回合。轻松做
满3回合的人，往下一阶段前
进。

● 其他，请参考134~135页的
要点。

背部 ｜ 要锻炼的肌肉 ｜ **背阔肌** ｜ 加分的效果 ｜ 与胸部一起锻炼可塑造优美姿势

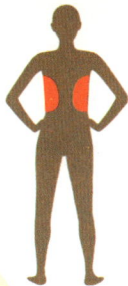

1 持哑铃仰卧

两臂张开，靠近肩部，让胸口有扩张的感觉。膝盖轻放，不要给腰部负担。

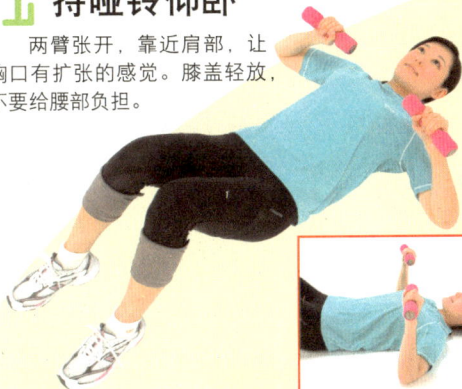

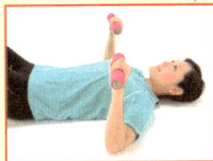

哑铃上举

利用哑铃锻炼"胸大肌"

要点

检查两手间的距离与第1步相比有无改变。如果有改变的话，表示两手举高倾斜。

2 哑铃向正上方推举

保持胸口扩张的姿势，两臂与地面垂直将哑铃上举。

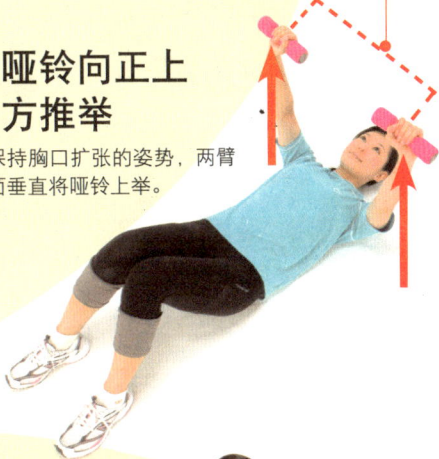

要点

哑铃举至胸部位置即可，若太接近肩部或腹部，会给肩膀造成不必要的负担。

单手划桨

用哑铃锻炼背部的"背阔肌"

1 单手持哑铃

单手持哑铃，另一只手放在椅子上支撑身体。持哑铃的手与身体呈90°角，背部挺直。

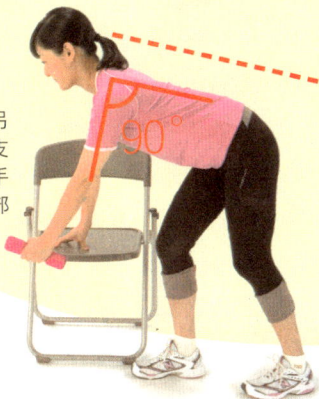

90°

2 夹住腋下，手臂向上拉

夹住腋下，将手臂如箭头方向尽可能向上拉。注意上半身保持不动。另一侧也重复同样动作。

要点

持哑铃的手紧贴上半身活动。

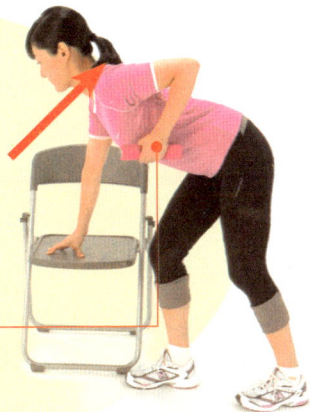

139

大腿

要锻炼的肌肉 | **股四头肌 股后肌群**

加分的效果 | 轻松做到站立、蹲下等日常的动作

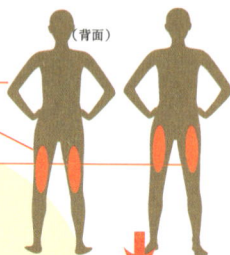

（背面）

前弓箭步

轮流给单脚负荷 锻炼整个下半身

第一级

双手抱住后脑

1 脚前后打开双手抱头

将两脚前后打开，距离约为自己的腿长。前腿的膝盖微弯，两手抱住后脑，挺胸，上半身保持挺直。

要点

两脚不可站在一条直线上，从正面可以看见两膝盖和脚尖。

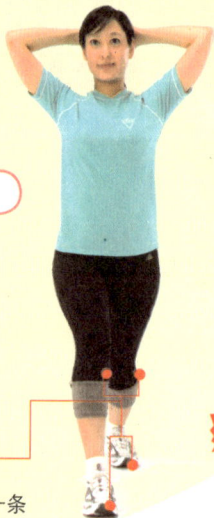

2 膝盖弯曲下蹲

上半身保持挺直，慢慢将身体降低，直到前腿膝盖形成90°角。另一侧也重复同样动作。

要点

身体蹲低时，后腿膝盖不可着地，需与地板保持一点儿距离。

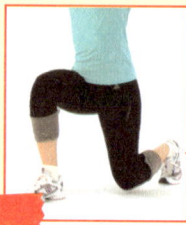

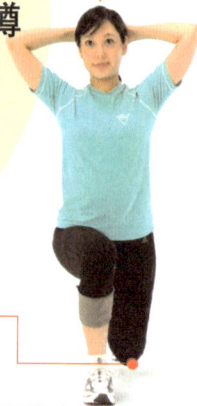

第二级

持哑铃

1 两手持哑铃站立

两脚与第一级一样打开，两手持哑铃。手臂往下伸直或在胸前交叉。

2 膝盖弯曲下蹲

上半身保持挺直，与第一级一样，慢慢将身体降低。另一侧也重复同样动作。

要点

持哑铃时，上半身容易前倾，应特别注意。随时留意上半身保持挺直。

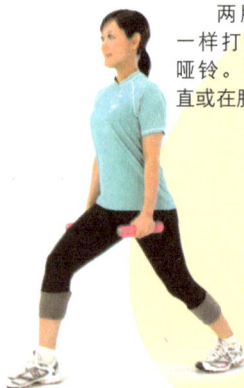

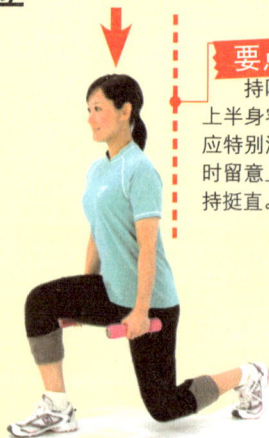

次数的标准

15 次（1 回合）

● 1→2为一次。反复做1→2→1→2的练习。

● 慢速进行更有效。1→2用3秒钟，在2保持动作1秒，2→1再用3秒钟，以此为标准。

● 一开始做完1回合即可，习惯之后目标设为3回合。轻松做满3回合的人，往下一阶段前进。

● 其他，请参考134～135页的要点。

蹲举

基本运动几乎运用到下半身所有肌肉

第一级

使用支撑
（练习下蹲动作）

1 两手抓住支撑站立

用椅子等当作支撑，两手握住椅背。双脚张开，与肩同宽，脚尖向前。

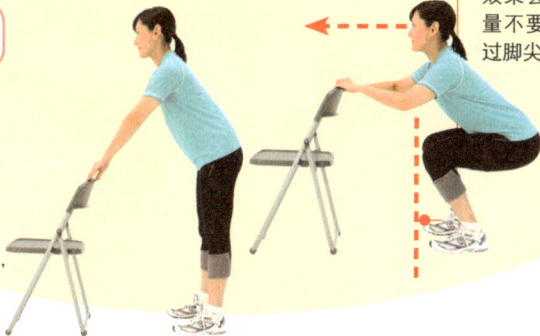

要点

下蹲时，膝盖若太往前突出，效果会减半，尽量不要让膝盖超过脚尖。

2 慢慢蹲下

以翘起臀部的姿势，蹲下身体直到大腿与地面平行。膝盖朝向正前方，视线也看向正前方。注意不要驼背。

第二级

离开椅子站起来
（练习起立的动作）

1 坐在椅子上摆出姿势

坐在椅子上，双脚略微打开，膝盖不要超出于脚尖之前。背挺直，手臂伸直向前。

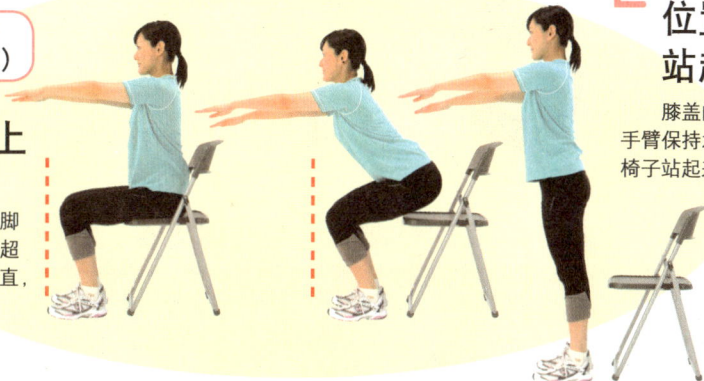

2 保持膝盖位置慢慢站起

膝盖的位置不变，手臂保持水平，离开椅子站起来。

第三级

没有支撑

在没有支撑下进行蹲举

学会第一、二级动作后，重复练习没有支撑蹲下、站起的动作。蹲下时注意膝盖不要超过脚尖。

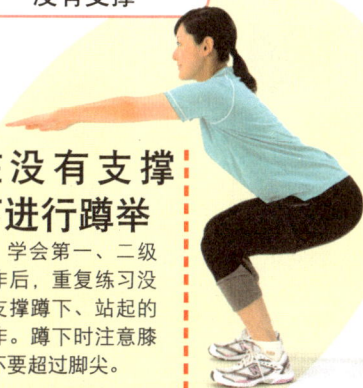

要点

哑铃贴紧身体，手臂在胸前交叉，让哑铃靠在胸口上。

第四级

持哑铃

用哑铃增加负荷

在自己的体重上加入哑铃，以提高负荷。应注意保持姿势，不要歪斜。

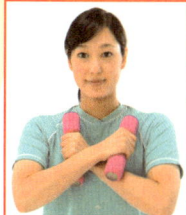

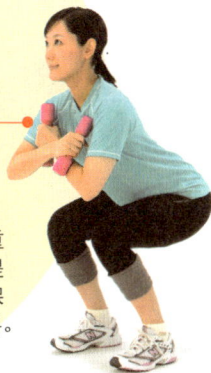

141

要锻炼的肌肉

臀大肌

加分的效果

让臀部坚实，打造凹凸有致的身材

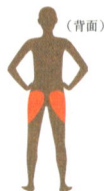

（背面）

抬腿

轮流锻炼包覆臀部整体的"臀大肌"

1 四肢着地单脚伸直

四肢着地，单脚伸直，注意不要弓背。

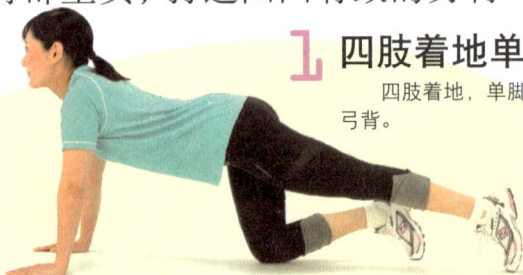

要点

注意保持肩膀到脚跟呈一直线。

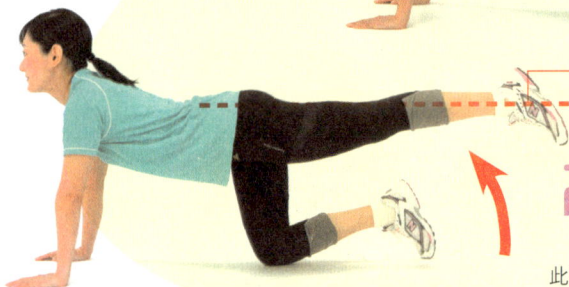

2 把伸直的脚向上举高

脚跟像画弧一般，将脚提高到腰部的高度。此时也要注意不要弓背。另一侧也重复同样动作。

抬臀

与"臀大肌"一起锻炼整个背肌

1 仰面躺下立起膝盖

仰面躺在地上，膝盖自然立起。膝盖的角度越大，负荷越重。手臂张开放在身体两侧。

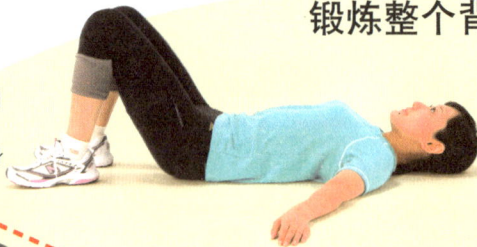

2 夹紧臀部举高腰部

臀部朝内侧夹紧，将腰部往上挺直，直到肩膀到膝盖呈一条直线。

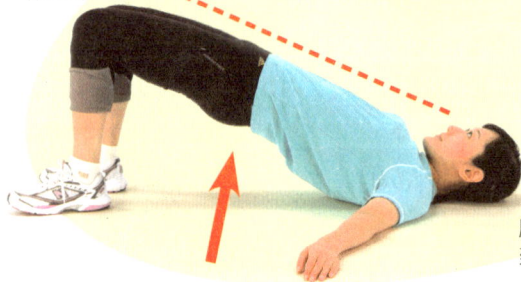

次数的标准

15 次（1 回合）

● 1→2为一次。反复做1→2→1→2的练习。

● 慢速进行更有效。1→2用3秒钟，在2保持动作1秒，2→1再用3秒钟，以此为标准。

● 一开始做完1回合即可，习惯之后目标设为3回合。轻松做满3回合的人，往下一阶段前进。

● 其他，请参考134～135页的要点。

三角肌

改善肩膀酸疼，预防
"四十肩"与"五十肩"

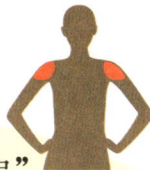

| 要锻炼的肌肉 |
| 加分的效果 |

侧举

用哑铃锻炼包覆肩膀的"三角肌"

1 两手持哑铃站立

双脚张开与肩同宽，两手持哑铃，手臂朝向外侧放下。手放在体前或体侧都可以。

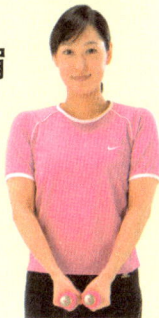

要点
手臂先举起，最后是手腕。手腕可以略弯。

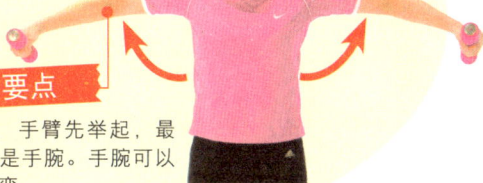

2 手臂向两侧举起

两臂往身体两侧举起，直到两手呈水平状态。注意不要耸肩。

肱三头肌

让松弛的两臂结实起来。

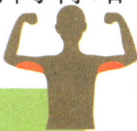

| 要锻炼的肌肉 |
| 加分的效果 |

肱三头肌下推

用哑铃锻炼双臂下方的
"肱三头肌"

1 俯下上半身持哑铃

上半身与地面平行，单手支撑身体，另一只手持哑铃，弯起手臂夹紧腋下。

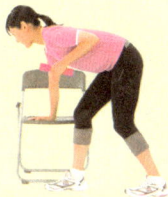

2 伸直手臂

固定手腕，将持哑铃的手臂伸直。另一侧也重复同样动作。

要点
手臂摆动如同画半圆。手臂伸直。

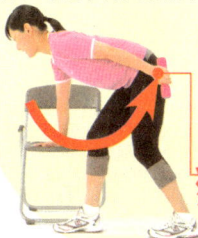

腓肠肌及比目鱼肌 (背面)

塑造紧实的脚踝与小腿

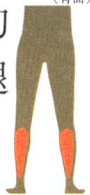

| 小腿肚 |

| 要锻炼的肌肉 |
| 加分的效用 |

立姿小腿上提

以墙壁为支撑锻炼小腿后侧的
"腓肠肌"、"比目鱼肌"

1 手扶墙壁挺直站立

手轻轻扶墙，挺直站立。双脚微张。脚尖向前。

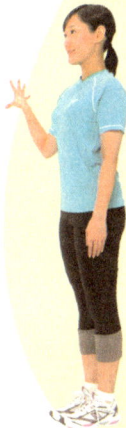

2 脚跟往上提用脚尖站立

脚跟往上提，感觉像往上方伸展。单手扶墙，支撑身体防止偏移。

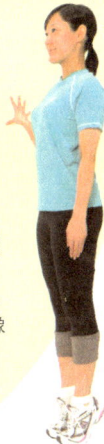

143

安全运动不可缺少的伸展运动

有氧运动和肌力运动虽然对燃烧脂肪颇具功效，但为了预防运动中的伤害，必须以伸展运动来增加柔软度。此外，伸展运动还有多种不同的效果。

预防运动伤害也有放松效果

进行运动时，如果不充分伸展肌肉和关节，不但无法得到良好的运动效果，也容易造成伤害，因此，我们需要做伸展运动。

只要伸展身体，关节活动的范围就会增加，即使同样的动作也能做得更好，**间接提升脂肪燃烧量**。此外，伸展运动也能放松精神，不仅在运动前后，每天空闲时候也不妨伸展一下。

伸展运动的效果

伸展运动主要有4个效果，请积极尝试。

预防受伤

身体不放松，做大动作时就很容易受伤或发生意外。伸展运动可充分伸展肌肉和关节，预防受伤。

消除疲劳

想消除身体的疲劳，其实轻轻伸展一下身体，比静躺休息更好。

精神放松

从脑电波和自律神经活动的状态可知，伸展运动具有放松的效果。

精神放松

关节太久没用，可动范围就会慢慢变窄。除了扩大可动范围，也可通过伸展运动充分达到燃烧脂肪的效果。

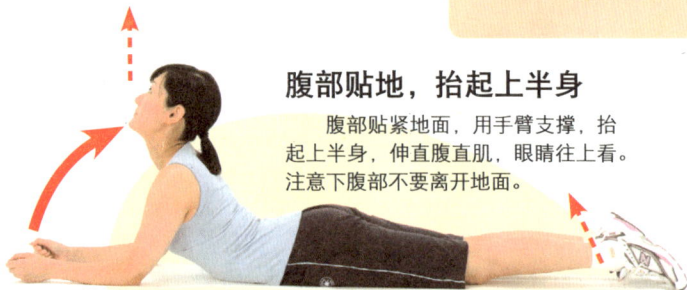

腹部贴地，抬起上半身

腹部贴紧地面，用手臂支撑，抬起上半身，伸直腹直肌，眼睛往上看。注意下腹部不要离开地面。

腹部

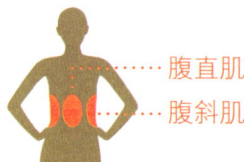

腹直肌
腹斜肌

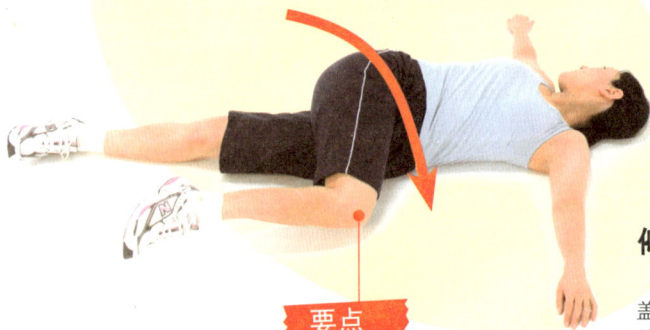

要点

膝盖不用勉强碰触地面。

仰卧，旋转腰部

把两臂向左右展开，单脚举起膝盖倒向另一侧，伸展腹外斜肌。同时脸和视线转向相反侧。注意肩膀不要离开地面，另一侧也重复同样动作。

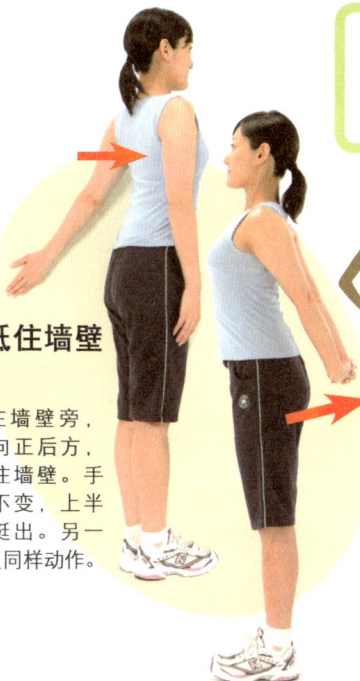

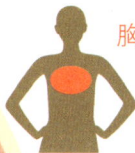

胸部

胸大肌

用手抵住墙壁 挺胸

站在墙壁旁，单手伸向正后方，手掌抵住墙壁。手掌位置不变，上半身往前挺出。另一侧也重复同样动作。

两手交握 挺胸

两手交握到身体后方。手掌朝内或朝外都行。手臂撑离身体越远越好，让胸大肌尽量伸展。

伸展运动要点

第一点 慢慢伸展，不要用到反作用力

慢慢伸展，不要用到反作用力，伸展状态保持20秒以上。如果伸展到疼痛的地步，肌肉会僵直，导致反效果，所以保持舒适的状态即可。

第二点 意识专注在伸展的肌肉与关节上

专注感受该段肌肉和关节是否确实伸展开了。

第三点 不要憋气

深吸一口气，慢慢吐出，同时做动作。憋气会导致血压急速上升，十分危险，千万要小心。

背部

（背面）**背阔肌**

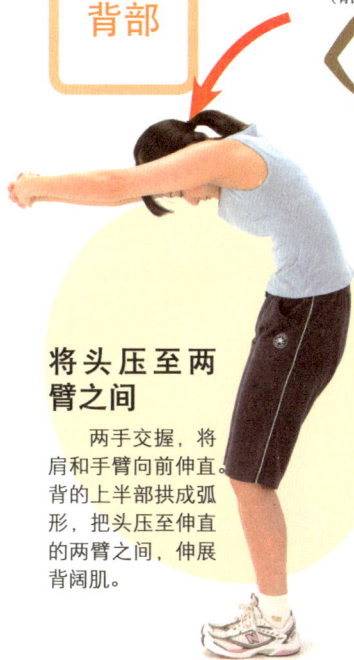

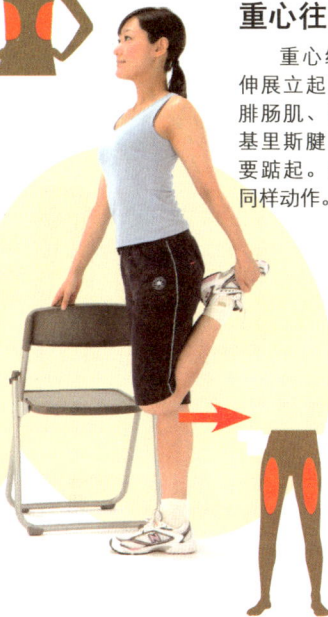

将头压至两臂之间

两手交握，将肩和手臂向前伸直，背的上半部拱成弧形，把头压至伸直的两臂之间，伸展背阔肌。

单膝屈起 重心往前移

重心缓缓往前移动。伸展立起膝盖那只脚的腓肠肌、比目鱼肌和阿基里斯腱。注意脚跟不要踮起。另一侧也重复同样动作。

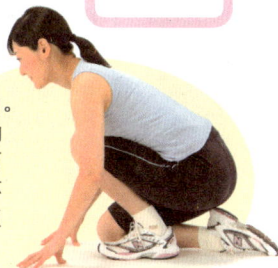

小腿肚及脚踝

（背面）**腓肠肌及比目鱼肌**

大腿

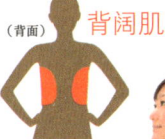

股四头肌

单脚轮流伸展大腿前侧

一手抓住脚背，另一手靠在支撑物上，以防身体不稳定。弯曲的膝盖尽可能往后移动，来伸展股四头肌。另一侧也重复同样动作。

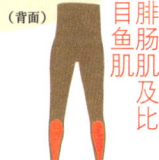

145

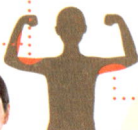

肩膀

三角肌

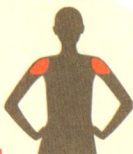

要点

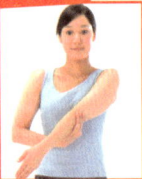

肩膀如果太僵硬，可以尝试上图的动作。

一手固定另一手臂

被固定的那只手应伸直，另一只手勾住上臂，往身体拉近，伸展三角肌周边。上半身不可跟着转动，保持固定。另一侧也重复同样动作。

两手撑住墙壁，上半身前俯

背部挺起，上半身前俯，将头往前压至手臂以下。不仅能伸展三角肌，也能伸展胸大肌。

看过来！

伸展与热身有什么不一样？

热身运动正如其名，就是运动使全身的体温上升，它和缓慢进行的伸展动作不同，指的是轻度慢跑类的有氧运动。体温上升后伸展效果也会提高，所以运动前，应按"轻度有氧运动→伸展运动"的顺序来准备。

肱二头肌

前臂屈腕肌群┄┄

肱三头肌

手臂

将手臂举至头后方固定

一手抓住另一手的手肘，伸展被固定那只手的肱三头肌。另一侧也重复同样动作。

要点

被固定的手臂尽量往下伸展。

跪俯在地手掌朝后

手撑住地面，转动手肘让手指朝向后方。在手臂不动的状态下，轻轻将身体往后拉，伸展肱二头肌和前臂屈腕肌群。

臀部

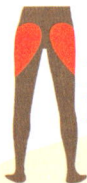

臀大肌

仰面躺下单膝抱胸

仰面平躺，一个膝盖举至胸口用两手抱住，感受臀大肌的伸展。另一侧也重复同样动作。

要点

腰部悬空会造成腰部的负担，因此做动作时得保持与地面贴紧。

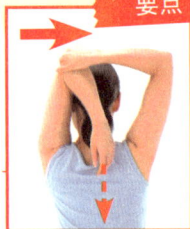

（入睡前进行伸展运动，缓解一天的疲惫）

本页介绍以消除疲劳和放松效果为主要目的的伸展运动。在入睡前伸展，可缓解一天的疲劳。建议在沐浴后，体温上升的状态下进行。

*除斜方肌之外的肌肉位置，请参照136～146页。

腹部 胸部

单腿屈起，把脚放在另一条腿膝盖的外侧。身体转向后方伸展腹外斜肌。屈起的膝盖用手臂压住，使之不要移动。另一侧也重复同样动作。

四肢着地，手臂向前伸展，将上半身往下压。伸展腹直肌和胸大肌。

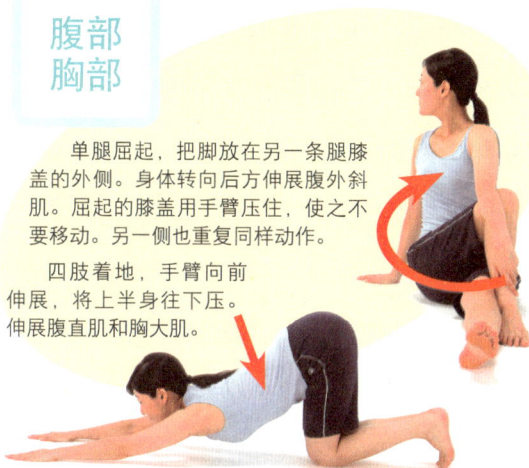

斜方肌

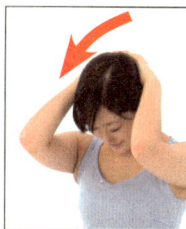

（背面）

伸展颈部后方的斜方肌。两手交握于脑后，颈部前倾。

颈部

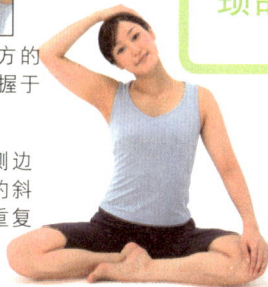

单手将头往侧边压下，伸展侧颈的斜方肌，另一侧也重复同样动作。

大腿

单腿弯曲，将脚尖抵住同一侧的臀部，另一腿自然弯曲。上半身往后倾倒，伸展弯曲腿的股四头肌。另一侧重复同样动作。

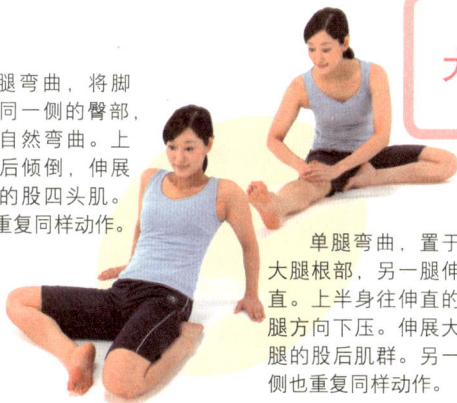

单腿弯曲，置于大腿根部，另一腿伸直。上半身往伸直的腿方向下压。伸展大腿的股后肌群。另一侧也重复同样动作。

股关节

坐姿，两脚底相对，上半身往前倾。身体僵硬的人，也可以试着盘坐。

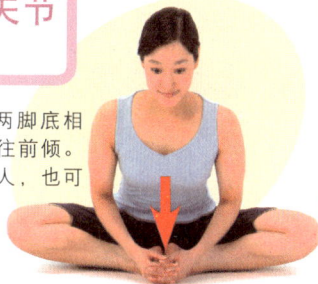

仰卧平躺，抱住膝盖，让头和膝盖尽可能靠近，伸展背阔肌。

背部

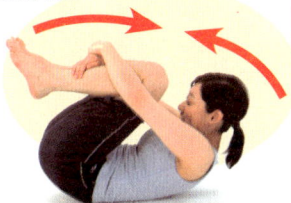

仰卧，将头部和手脚往前后方拉，让全身伸展。

全身

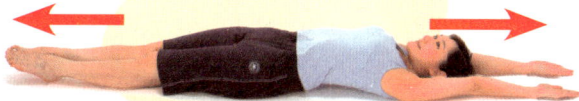

想减少甘油三酯，
就应调整生活习惯

为改善甘油三酯值，除了饮食疗法和运动疗法之外，改善不规律的生活习惯也十分重要。回顾一下自己的生活，思考可以改善之处。

学习甘油三酯值正常者的生活习惯

甘油三酯值偏高的人有必要重新调整生活习惯。
请参考正常者的生活习惯，思考改善的方法。

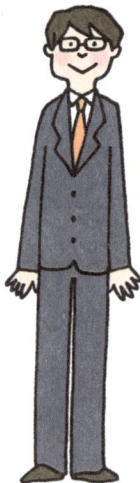

有意识地补给水分
➡ 利用水分补给让血液清澈
▶ P157

不要累积压力
➡ 压力会造成血脂异常
▶ P150

消除便秘
➡ 便秘是肥胖之本
▶ P156

每年一次定期健康检查
➡ 定期进行体检
▶ P158

不吸烟
➡ 吸烟会活化甘油三酯的合成
▶ P152

每天轻松地泡个澡
➡ 洗澡能帮助脂肪燃烧
▶ P154

养成早睡早起的习惯
➡ 优质的睡眠十分重要
▶ P155

压力、吸烟……生活习惯中潜在的危险

"我已经做了饮食疗法和运动疗法，可是甘油三酯值还是无法恢复正常。"如果有人为此苦恼，那问题可能出在生活习惯上。**想要减少甘油三酯，改善生活习惯是不可欠缺的重点。**

第一要务是，不要累积压力。过度压力会导致荷尔蒙分泌失调，甘油三酯增加，进而导致饮食过量。此外，吸烟的习惯也是活化甘油三酯合成的原因之一。若不想提高罹患癌症等疾病的风险，应该努力戒烟。

此外，泡澡、优质的睡眠也十分重要，并多留意消除便秘、随时补给水分。想要维持健康的身心，一定要改善生活习惯。

入眠

睡前听音乐放松
固定睡眠时间

→ 睡眠不足是高甘油三酯血症和肥胖之本。请养成优质睡眠的习惯。

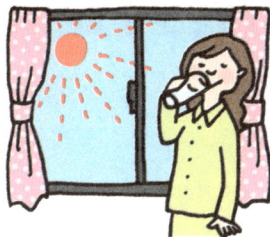

上班前

早餐记得吃
养成上厕所的习惯

→ 改善便秘体质，调整成不易累积甘油三酯、代谢正常的体质。

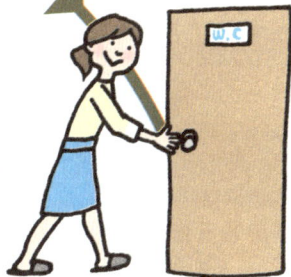

起床

早上起床迎接晨光，喝一杯开水

→ 在阳光下醒来，精神百倍! 喝了水，对消除便秘也有效果。

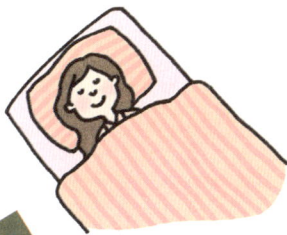

让甘油三酯保持正常的生活

一日理想生活

此处整理了日常生活中应注意的事项与应培养的习惯，想改善甘油三酯值、维持健康身体的人，不妨从做得到的地方开始做起。

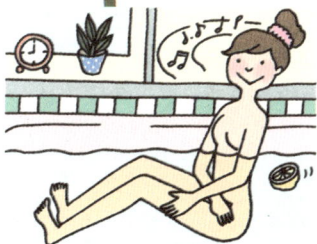

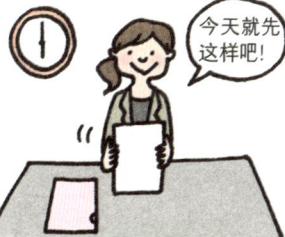

今天就先这样吧!

工作中

不要勉强硬撑
不累积工作压力

→ 压力是甘油三酯值上升的原因之一。想办法将它排解掉吧。

沐浴

轻松泡个热水澡
消除一天的疲劳

→ 泡澡有促进血液循环、燃烧脂肪的效果。

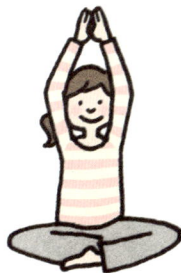

回家后

培养活动身体的习惯，专注于兴趣中

→ 运动可以消除压力、便秘，也能让你睡得安稳。此外，如果养成某种兴趣，也能缓解压力。

过度的精神压力是脂肪增加的重要因素

过度压力会给身心带来种种影响，诱发血脂异常症等生活习惯病。找出与压力和平共处的方法，注意不要累积压力。

压力过大是导致血脂异常症的原因之一

有人说现代社会就是压力的社会，任何人在日常生活中都承受着某种压力。过度的压力是神经疾病和身心疾病的成因，但**其实压力也会诱发高甘油三酯血症等生活习惯病。**

一旦承受过度压力，自律神经和内分泌便会出现失调症状，荷尔蒙分泌开始异常，对身心都会造成各种伤害，血脂异常症也是其中之一。**为了应对压力，身体会分泌肾上腺皮质醇或儿茶酚胺激素，使甘油三酯或LDL胆固醇增加**（参照下图），而且，它们还会让血糖值上升，使糖分代谢异常，使多余的葡萄糖累积在肝脏中，最后连带造成脂肪肝。

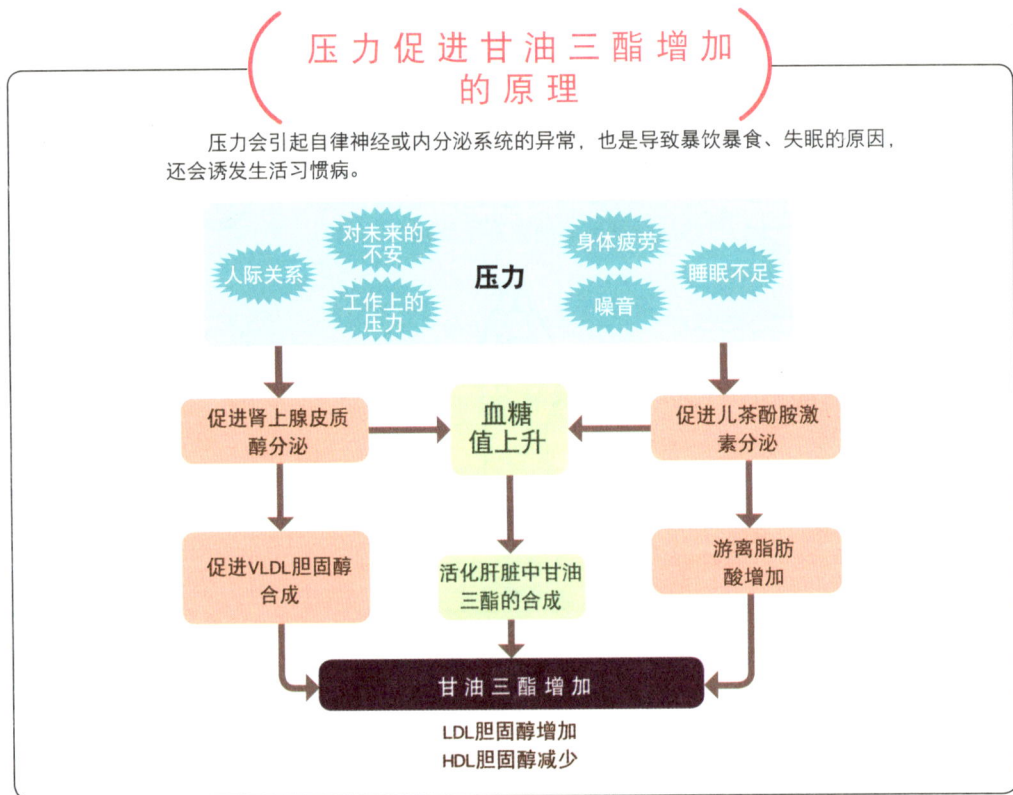

压力促进甘油三酯增加的原理

压力会引起自律神经或内分泌系统的异常，也是导致暴饮暴食、失眠的原因，还会诱发生活习惯病。

人际关系　对未来的不安　工作上的压力　**压力**　身体疲劳　噪音　睡眠不足

促进肾上腺皮质醇分泌　→　血糖值上升　←　促进儿茶酚胺激素分泌

促进VLDL胆固醇合成　活化肝脏中甘油三酯的合成　游离脂肪酸增加

甘油三酯增加

LDL胆固醇增加
HDL胆固醇减少

压力的二次伤害导致生活混乱

为了舒缓压力，有人会选择暴饮暴食或酗酒的方式，而这样做血中的脂质自然会增加。**压力最可怕之处，在于它带来的二次伤害**，受到强大的压力时，刺激食欲中枢的荷尔蒙会大量分泌，因此食欲便会增加。

此外，在每天压力繁重的忙碌生活中，潜藏着很多增加甘油三酯的要素，比如吸烟量的增加、睡眠不足、运动不足、不规律的饮食等，生活产生了种种紊乱的现象。为了维持健康、预防生活习惯病，舒缓压力非常重要。

用自己的方法找到舒缓压力的好点子

很遗憾，这世上恐怕找不到没有压力的生活方式。既然如此，我们就只能**想办法与它和平共处**。压力的感受方式人人有别，尤其是容易感受压力的人，适度转换心情是重要的。不管工作上或生活中，只要过于勉强自己都会成为压力，所以应常常提醒自己放轻松。

此外，找到与自己性格相合的压力缓解法也很重要，像运动、旅行、放声大笑等，用能放松自己的方法转换心情吧！

我还有疑问！

大家常认为"压力=对身体不利"，但其实也不至于。比如说，远大的目标也是一种压力，但它会鼓舞自己，激发努力的意志。适度的压力，是丰富人生的调味料。改变应对的方式，它也可以变成"好的压力"，不妨试着朝积极方面努力看看。

容易感受压力的人

- 容易紧张、防备心强
- 没耐性、固执
- 内向、负面思想
- 完美主义、要求严苛
- 好胜、力争上游
- 责任感强

压力排解方法

压力排解的方法因人而异，找到适合自己的方法，聪明应对吧！

不要太过分要求自己，不要硬撑

放声大笑 放声大哭

充足的睡眠

不要自己钻牛角尖 跟周围的人谈谈

培养可以投入的兴趣

舒服地洗个澡

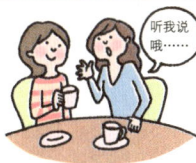

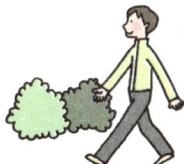

听我说哦……

用散步或伸展运动的方式活动身体

151

戒烟就能回避风险

若有血脂异常症又有抽烟习惯的话，就会提高诱发动脉硬化的风险。除此之外，它还可能是癌症、心肌梗死等种种疾病的诱因，所以趁此机会把烟瘾戒掉吧。

吸烟会增加甘油三脂，导致动脉硬化

香烟所含的尼古丁和一氧化碳，有活化甘油三酯合成、促进LDL胆固醇氧化的作用，会加速动脉硬化的进行。

此外，尼古丁还会促使血管收缩，对血管内壁造成伤害，使甘油三酯和胆固醇从血管内壁的伤口渗入，导致动脉硬化。

由此我们可以得知，吸烟与血脂异常症、高血糖，同为动脉硬化的三大危险因子。

其他方面，香烟还会提高例如喉头癌、肺癌、肝癌、心肌梗死、脑中风等疾病的风险。喉头癌的发病率是非吸烟者的32.5倍，肺癌则是4.5倍。

吸 烟 带 来 的 危 险

香烟中含有害物质，会造成种种健康上的伤害。

● 甘油三酯代谢变差

● 导致动脉硬化发生

● 容易形成血栓

● 使血管收缩、血压上升

● 诱发消化系统疾病

● 提高罹患肺癌等癌症的风险

● 诱发呼吸系统疾病

● 造成皮肤粗糙、牙周病、睡眠障碍

● 增加不孕、流产、早产的风险

为了预防代谢症候群和保证周围人的健康，请戒烟

很多人都以为"戒烟之后就会变胖"，这是错误的观念。戒烟之后会发胖，是因为味觉和嗅觉改善，使食欲增加，或是因为没有烟叼在嘴边不习惯而饮食过量。香烟本身并没有减肥的功效。甚至，**吸烟时的烟产生的活性氧还会降低细胞内粒腺体的功能，间接影响脂肪燃烧、恶化新陈代谢**，使身体变成容易堆积脂肪的状态。

此外，香烟里有四千种以上的化学物质，两百种以上的有害物质、四十种以上的致癌物质。而且**二手烟比一手烟含有更多有害物质，被动吸烟者受害更严重**，所以为了周围亲友的健康，最好立即戒烟。

下定决心戒烟后，先决定开始戒烟的日子

如果想要戒烟的话，**首先要先决定好开始戒烟的日子**。决定戒烟之后隔1周再实行的成功率，会比立即实行来得高。

请在开始戒烟之前整理情绪，坚定自己戒烟的意志，多想想自己"为什么要戒烟"，动力较容易持续下去。接下来，把香烟、烟灰缸、打火机都丢掉，为正式开始戒烟作好准备。

（ 戒 烟 成 功 的 诀 窍 ）

很多人"想戒烟"，但总是无法下定决心，或是一再挑战失败，所以最重要的是，要有坚强的意志。

**前往
戒烟门诊治疗**

没有信心靠自己戒烟成功的人，建议到医院的戒烟门诊挂号，接受医生的指导，在精神上也可得到支持，提高戒烟的成功率。

**利用
戒烟辅助产品**

有严重尼古丁依赖症的人，可利用"尼古丁替代疗法"。改以药剂的形式让身体吸收尼古丁，抑制戒烟造成的戒断症候群，也可去药店购买戒烟口香糖和戒烟贴片。

**向家人和朋友
宣告戒烟**

这个方法很简单，就是向家人、朋友、职场同事等宣布戒烟决定，这样不但能提高自觉性，也能得到周围人的协助，同一时期如果还有其他戒烟的伙伴，也会成为彼此激励的力量。

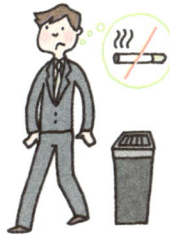

**准备好调整心情
的方法**

因戒烟而出现压力时，调整心情是很重要的。活动身体、空出一点儿时间专注在兴趣上，就能降低焦虑感。当戒断症候群出现时，深呼吸放松一下。

**想象吸烟
带来的害处**

当意志力快要撑不下去时，请回想当初戒烟的动机，想象吸烟对身体造成的伤害，就会觉得戒烟是正确的决定，也畅想一下戒烟成功之后的好心情。

看过来!

尼古丁的戒断症候群10天后会迅速消失!

尼古丁的戒断症候群一般会在7～10天消失。在此之后，想吸烟的欲望只剩下心理上的瘾，因为已经长期习惯抽烟了，但是就算快要输给欲望时，也请努力忍耐一下。此时要避免用酗酒的方式抑制烟瘾。

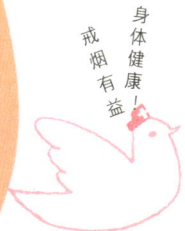

戒烟有益 身体健康!

尼古丁依赖症严重者必须先向医生咨询

由于尼古丁容易上瘾，当体内的尼古丁降到一定浓度时，就会产生焦虑、注意力下降、身体倦怠、嗜睡等症状。这些症状统称为"戒断症候群"，为了摆脱这种痛苦，有人忍不住又开始抽烟，所以很多人总是无法成功戒烟。尼古丁依赖症也算是一种疾病，很难靠自己的力量戒除。有这种症状时，要向医生寻求帮助。

放松泡澡和优质睡眠，
建立健康生活

　　舒适的睡眠和淋浴有缓解压力、预防肥胖的效果，平时请养成优质睡眠和放松泡澡的习惯。

泡　澡

泡澡对燃烧脂肪、消除疲劳大有益处

　　在浴缸里泡澡好处很多。首先泡澡可以温暖身体、扩张血管、促进血液循环，**进一步提高新陈代谢、促进体内垃圾毒素排出**。此外，还能消除疲劳，缓解肩膀和腰部等处的疼痛。

　　由于它也有舒缓压力、安眠的效果，对甘油三酯值的改善自然也有效。不过，猛然泡进热水缸中，血压会急速上升，应避免。

舒适泡澡的诀窍

泡澡让身心放松，是维持日常健康的一环。

入浴时间为
15～20分钟

在38℃～40℃的
热水中泡半身浴

入浴前后
喝一杯水

加点精油
或沐浴液

避免空腹或
餐后泡澡

先冲洗干净
再泡澡

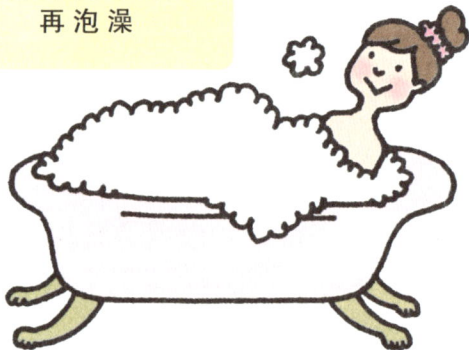

看过来!

入浴前喝一杯水
预防血液浓度过高

　　因流汗而蒸发体内水分时，血液会变得浓稠，容易造成血栓。因血脂异常而使动脉硬化加速进行时，有可能提高心肌梗死或脑梗死的危险。为预防这种情形，先喝一杯水再去泡澡比较好。

睡 眠

为何肥胖的人多有睡眠呼吸中止症候群?

这是一种因软腭或舌头阻塞气管，造成睡眠中呼吸停止的疾病，常见于肥胖的人。呼吸停止时，会发生睡眠障碍、无法熟睡，白天却昏昏欲睡、身体疲倦，状态会一直持续。这种疾病多会并发血脂异常症、高血糖或高血压，怀疑自己患病者应尽快就医。

睡眠不足会导致肥胖、糖尿病和高甘油三酯血症

睡眠有消除疲劳、舒缓压力、强化免疫力等作用，睡眠不足时，对身心都会带来种种不良影响，容易发胖便是其中之一。由于一整天的活动量下降，能量难以消耗，所以调节食欲的荷尔蒙也会失去平衡。而且慢性的睡眠不足，会导致荷尔蒙分泌和代谢异常，成为诱发高甘油三酯血症和糖尿病的主因。此外，由于交感神经兴奋，促使血压上升，导致心肌梗死和脑梗死的风险也提高。

养成早睡早起的习惯之外，还要重视优质的睡眠。

优质睡眠的五大重点

睡眠时间因人而异，不能一概而论。重要的是睡眠的品质。如能沉沉入睡，就算时间很短也能消除疲劳。请营造熟睡的环境，改善自己的生活习惯。

第一点 每天起床与入睡时间要固定

早睡早起是规律生活之本。每天同一时间入睡、起床，就能调整生理时钟。就算前一天的入睡时间较晚，还是要同一时间起床。

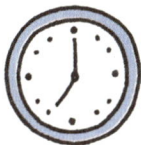

第二点 起床之后迎接阳光

迎接清晨的阳光，生理时钟便会自动调整，据说在14～16小时之后，便会自然想睡。因此起床后，请打开窗帘。

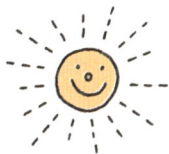

第三点 准备能睡得好的寝具

选择适合自己的寝具，经常换洗、晾晒，保持清洁。睡衣应选择透气性好、保温性强的材质。

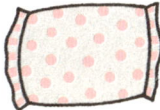

第四点 做一些帮助自己放松的动作

点香薰精油、听音乐、做轻度伸展运动等，用自己喜欢的方法松弛身心。

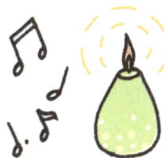

第五点 调节卧室的温度与湿度

设定空调时，夏天适温为25℃上下，冬天在17℃～18℃，湿度以50%～60%为佳。可用遥控器定时调节温、湿度。

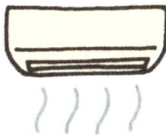

入睡前最好不要做的事

- 喝咖啡
- 玩手机
- 吃夜宵
- 喝酒
- 剧烈运动
- 吸烟
- 打电脑
- 泡热水澡

消除便秘、补给水分，提升代谢功能

想提升代谢，让自己成为不易累积脂肪的体质，绝不能忘了消除便秘和补给水分。如果给身体补充充足的水分，也可以帮助消除便秘。

便 秘

内脏脂肪型肥胖容易产生便秘

一般来说，肥胖的人容易便秘。消除便秘虽然未必与减肥直接扯上关系，但想要成为代谢顺畅的体质，天天排便绝不可少。**长期便秘会使代谢降低，形成容易累积脂肪的体质**，尤其是内脏脂肪型肥胖的人要特别注意。

由于大肠和小肠淹没在附着于腹部的内脏脂肪中，受到脂肪的压迫，导致肠道的内腔不能充分扩张，容易形成慢性便秘。在这种状态下，就算运动，附着在肠系膜的脂肪也会因为保护垫作用的关系，使运动的刺激无法到达肠道，自然无法达到消除便秘的效果。

人说"便秘乃万病之源"，十分有道理。便秘会导致种种失调，造成痔疮、高血压，甚至动脉硬化。消除便秘与改善甘油三酯的方法，有很多共通点，请参考本书改善便秘体质。此外，有些疾病如大肠癌，主要症状就是便秘，所以如果症状恶化，应立即前往就医。

我还有疑问！

女性比男性容易便秘吗？

当女性的荷尔蒙之一——黄体素分泌时，会活化大肠对水分的吸收，于是，失去水分的粪便就会变硬，造成排便困难。尤其是在生理期或怀孕初期，黄体素大量分泌，更容易发生便秘现象。此外，女性的腹肌较男性弱，大肠蠕动和张力容易低下，也是便秘的原因之一。

消除便秘的四大要点

消除便秘必须先改善饮食和生活习惯。

第一点 养成排便习惯

当我们吃东西时，会促进肠道蠕动，所以不妨养成早餐后排便的习惯。在每天固定的时间排便，较易产生便意。

第二点 养成活动身体的习惯

运动时血液循环变好，大肠的蠕动也会变得活跃，如果能强化腹肌以利排便，效果会更好。

第三点 规律的饮食生活

不规律的饮食是便秘之源。一日三餐，摄取营养均衡的食物，并补充水分。

第四点 摄取膳食纤维或比菲德氏菌

每天多吃膳食纤维丰富的蔬菜、海藻类，帮助排出甘油三酯和胆固醇。此外，酸奶中含有的比菲德氏菌，有整顿肠内环境的作用。

水分补给

补给水分预防血液黏稠

水分是人类生存不可缺少的物质。体内水分不足时，血液会变成黏稠的状态，容易发生血栓的危险。尤其是甘油三酯值等出现异常时，若还有动脉硬化的状态，可能提高心肌梗塞和脑梗死的风险，千万不可轻视。

成人一天所需的水分含量为2.5升，与排出量相同。从饮食中可摄取700毫升的水分，体内养分燃烧时，约会产生300毫升的水分，所以其余约1.5升必须从饮料中摄取。水分能预防血液过于浓稠、活化新陈代谢、促进老废物质排出等，请每天补充足够的水分，保证身体的健康。

有效补给水分的五大要点

水分补给预防血液黏稠。养成随时补充水分的习惯。

第一点 一天1.5升 分成数次饮用

为维持健康，一天最好饮用1.5升的水。用一个200毫升左右的杯子装，每天喝7~8杯，最为理想。

第二点 睡前1杯 睡醒1杯

睡眠是水分流失、血液变浓的时段。为了让血液循环更顺畅，入睡前和起床后各喝一杯水。

第三点 在需要的 时机饮用

在运动中或夏天，慢慢补充因汗水流失的水分，可防止血液过度浓稠。若想补充矿物质和糖分，可以选择运动饮料。

第四点 太冰的饮料 不行

喝太冰的饮料，血管会收缩，导致血液循环变差，血液的温度下降，各细胞的代谢也会恶化。尽可能不要饮用冷饮。

第五点 补充水或 运动饮料

最适合用来补充水分的饮料，还是白开水、矿泉水或低卡的运动饮料。有利尿作用或糖分偏高的饮料并不适合。

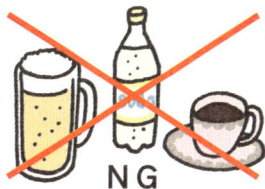

NG

水分补给带来的效果

定时饮水，会带来的各种效果。

消除便秘　预防血液黏稠

消除疲劳　预防动脉硬化

预防血栓

保持肌肤润泽

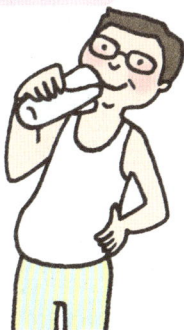

看过来!

喝太多水会造成水肿吗?

水肿是指新陈代谢降低，多余水分或体内垃圾积在体内的状态。喝大量白开水时，不需要的水分会立刻排出体外，所以没有喝水会胖这回事。但是，喝太多水会造成肾脏负担，身体容易疲倦，产生浮肿，要特别注意。

定期接受检查，
掌握甘油三酯值

血脂异常症几乎没有自觉症状，是一种麻烦的疾病，动脉硬化就在不自觉间慢慢发展。千万别安慰自己"没问题"，每年都该去定期体检一次。

没有自觉症状，所以需要定期检查

甘油三酯即使增加，也几乎没有自觉症状。因此，很多人都是从公司或地区定期体检的血液检查中，发现身体的异常。血脂异常症虽是身体的异常状态，但它并不一定会直接发病，但是，如果置之不理，动脉硬化持续发展，会提高心肌梗死、脑梗死等疾病的风险。不过，**如果数值没那么高，只要通过饮食、运动和生活习惯的改善，就能恢复正常值**，因此，**早期发现、早期治疗比什么都重要。**

血脂异常症的检查，也可在内科进行。就算没有定期体检的机会，**每年也要去检查一次**。为了掌握数值的变化方便进行健康管理，每年都在同一家医疗机构检查最好。

抽血才知道的甘油三酯值

血液中含有的脂质量，需要通过抽血检查才能得知。血液检查时，从血液中除掉血球（红血球、白血球、血小板），再测定血清中的浓度，这样可验出甘油三酯、总胆固醇、HDL胆固醇、LDL胆固醇等的数值。

血液检查的标准值

参考以下的标准值，对照自己健康检查的结果吧。

甘油三酯	＜150 毫克/分升
总胆固醇	140～200 毫克/分升
HDL胆固醇	男性≥40 毫克/分升 女性≥50 毫克/分升
LDL胆固醇	100～130 毫克/分升

血液中所含血清脂质量调查

测定血清所含甘油三酯或胆固醇等脂质的浓度，推算出数值。

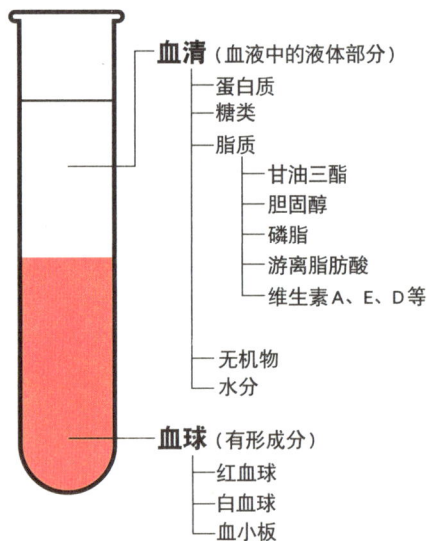

血清（血液中的液体部分）
- 蛋白质
- 糖类
- 脂质
  - 甘油三酯
  - 胆固醇
  - 磷脂
  - 游离脂肪酸
  - 维生素A、E、D等
- 无机物
- 水分

血球（有形成分）
- 红血球
- 白血球
- 血小板

血脂异常症的诊断标准

▶ P43

特定保健指导是什么？

特定保健指导，是指接受特定健康检查后，由专科医生或营养师等专家提供生活习惯的改善建议的制度。他们将体检者分为三种，对未到达代谢症候群的人"提供资讯"，对代谢症候群潜在者（参照40页）给予"主动地支援"，而对符合代谢症候群罹患者，给予"积极地支援"。

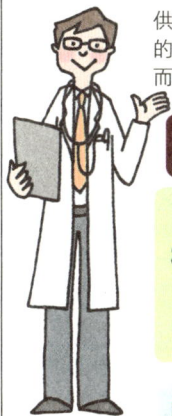

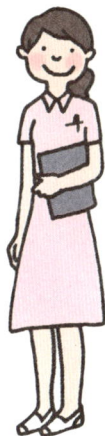

代谢症候群潜在族群 主动地支援	代谢症候群患者 积极地支援

初次面试

个别面谈20分钟以上
或对8人以下的群体面谈80分钟以上

具备专业知识、技术的人（如医生、保健师、营养管理师等）会配合对象，根据他们体检的结果，就改善生活习惯的必要性和要点加以说明。也就营养和运动进行实践性的指导。
他们将给对方设计行动目标或行动计划，商谈审查时间。

自己根据"行动目标"改善生活习惯

以面谈、电话、邮件、传真、书信的方式协助生活习惯的改善（为期3个月以上）

在行动计划或目标设定上，有专人指导。

成绩评估 以面谈、电话或邮件等确认健康状态或生活习惯（的改善状况）（6个月后）

看过来！

了解正确的甘油三酯值

在接受血液检查时，一般来说，应在检查前12小时起保持空腹。但是，如果在治疗生活习惯病的专门医院，检查内容会略有不同。

综合性分析数值与危险因子，决定治疗方针

血液检查中，若甘油三酯值等超出标准值，就必须接受更详细的检查——检验血脂异常症的成因，动脉硬化的进行速度，有无高血压、糖尿病等疾病，除此之外，年龄、吸烟、家庭病史等危险因子，也会纳入考量，**进行综合性的判断，再决定脂质管理目标值与治疗方针。**

159

改善甘油三酯值

问&答

在最后单元，我们整理了改善甘油三酯值的诀窍和一些重点。阅读本书时浮现的疑问，将在此处为您解答。

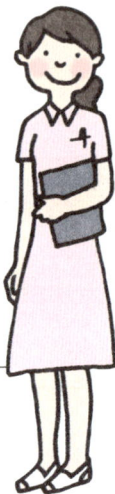

问 实在找不到时间运动怎么办？

答 在日常生活中，尽可能多动一动。

工作忙碌而找不出时间运动的人，请多花点心思在日常生活中活动身体。

对上班族来说，上下班时间是活动身体的最好机会。在公交车上，尽可能站而不坐，而且用脚尖站立的话，消耗的热量会更多。另外，不要乘电梯或电扶梯，养成走楼梯的习惯。这样日积月累，也能产生动力，达到理想的效果。

此外，像煮饭或打扫等家务，也是活动身体的机会，请积极地运动吧！

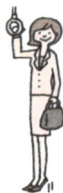

问 我很爱吃、无法控制食欲该怎么办？

答 尽量不要在四周摆放食物。

如果一日三餐正常吃，并且控制食量，照理说零食应该会减少。不过，希望各位不要觉得"饮食限制=压力"。当周围有食物，而必须忍耐时就会形成压力，所以尽可能别在手边摆放多余的食物。

尤其是甜点或冷冻食品等立刻可食用的食品，不要购买多余的食物。此外，当肚子感觉饿的时候，可以去运动，运动有抑制食欲的效果。不过，如果不论做什么，都无法压抑饥饿感，吃个100大卡还在可接受的范围内，建议吃生菜沙拉或蔬菜浓汤。

问 我戒不掉甜食，可以吃甜食不吃正餐吗？

答 控制卡路里是一大要务，但是三餐也很重要。

由于甜食给人的满足感极高，所以很多人会在不知不觉中对甜食上瘾。但事实上，很多人只戒了甜食，甘油三酯值就下降了。甜点的卡路里比想象中高得多。

吃甜食的时候，重点在于控制正餐的卡路里摄入量，但若因此而不吃正餐，营养会失去平衡。其实正常遵守一日三餐，每餐都有均衡营养的话，空腹感应该会减少，甜食也能得到控制。

怎么样也戒不掉的时候，可以偶尔吃一次，但要控制好食用量，并选择合适的时间。

问 运动的日子，可以任意吃东西吗？

答 如果运动结束后就饮食过量，那就没有意义了。

"今天做了运动，消耗的卡路里也多，所以食量比平常多一点儿也无所谓吧。"很多人都有这种想法，但是这样一来，运动就没有意义了。

多添一碗饭，就需要多走1小时的路才能消耗掉，但事实上，我们很难靠着活动身体来消耗吃进去的卡路里。如果做了运动就大吃特吃的话，有可能吃进去的卡路里比运动所消耗的还多。奉行饮食疗法，并且适度运动是十分重要的。

问 我讨厌蔬菜，不喜欢吃怎么办？

答 从一口两口开始练习。

饮食疗法中，蔬菜是不可或缺的。如果不吃蔬菜，就会造成碳水化合物、蛋白质和脂质摄取过量，而维生素、矿物质和膳食纤维却会不足。要实现健康生活，就得努力克服讨厌吃蔬菜的习惯。

像青椒、胡萝卜等深色蔬菜有特殊味道，因此建议吃些萝卜、豆芽等浅色蔬菜。此外，烹调时可尽量把蔬菜切小，运用香辛料，与肉类、鱼类搭配，多变换不同的做法。渐渐习惯蔬菜之后，再增加摄取量即可。

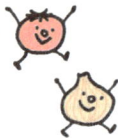

问 工作关系常要喝酒应酬，该怎么克服？

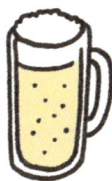

答 想个办法聪明地婉拒。

许多进行饮食疗法的人，经常有在工作宴席或参加派对时，被人敬酒或是奉上美食而感到困扰，在这种时候，如何聪明拒绝就成了一大关键。

在酒宴上，手上拿着茶较容易拒绝别人敬酒；端出"现在医生叫我戒酒"的理由，相信对方也不会勉强你。有应酬或派对时，千万不要空腹参加，吃点零食再去参加，可预防饮食过量。把重心放在社交目的的谈话上，有意识地减少食用量和饮酒量，便能降低这种诱惑了。

问 伸展或瑜珈动作，不会燃烧脂肪吗？

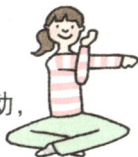

答 不论什么样的轻度运动，都会燃烧脂肪。

最近，有人说"脂肪燃烧=有氧运动"这个说法的目的是为了有效率地脂肪燃烧，平常就算安静不动，脂肪也会燃烧。即使像伸展或瑜珈等轻量运动，只要是运动，都会燃烧相当的脂肪，并非没有效果。伸展或瑜珈有放松和消除疲劳的效果，

有报告指出，坚持瑜珈练习能降低血压。

话虽如此，如果你的目的是减重，轻量运动就不太够了，这时请进行有氧运动，大量燃烧脂肪吧，也必须锻炼肌力运动，提升基础代谢。

问 戒烟之后，为什么食欲大增？

答 开始戒烟的时候，别太在意体重的变动。

香烟本身并没有减重的效果，但一旦戒了烟，食欲增加，或嘴边闲得慌，于是食量多会增加，因为戒烟而体重增加的例子不在少数。戒烟造成的体重增加，平均约两千克，但与吸烟对身体的危害相比，其危险性小很多，不用太在意。

此外，当戒烟与饮食疗法并行时，压力会累积，戒烟刚开始时，可以不用对饮食限制太严格，可以试着多运动，尽可能控制体重。

问 有氧运动与肌力运动，应该先做哪个？

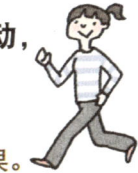

答 先做有氧运动，代谢上升后会更有效果。

请先做有氧运动。有氧运动的状态不会因为有氧运动停止而结束，而会慢慢缓和，此时做其他的运动，会延长这种状态，也就是说，脂肪的燃烧量也可增多。

此外，热身后做肌力运动更有效果，建议各位在慢跑途中做蹲举等，在有氧运动期间进行肌力运动。

问 减重几千克比较好？我不知道标准在哪？

答 以20岁时的体重或身体状态好时的体重为目标。

依据身高可以算出标准体重，那也是健康的体重（参照60页）。但再怎么说，它也只是统计上的数字，身体健康时的体重也因人而异。

那么，我们该如何决定体重的目标呢？那就是以20岁时的体重或感觉自己身体健康时期的体重为准，也可以用长期稳定的体重作为目标。第一步先减重5%，决定体重目标后，以每个月1～2千克的标准减重，是最安全又有效的方法。

问 按摩跟伸展有相同的效果吗？

答 在消除疲劳方面是共通的，但不可太依赖按摩。

有些效果确实必须利用人或器具进行按摩才能达到。不过，用按摩来缓解肩疼或疲劳的效果，伸展也能达到。疲倦时，做按摩是促进血液循环、恢复体力的方法之一，但建议大家不要百分之百依赖按摩。

做伸展时，会将注意力集中到自己的肌肉和关节上，能明确知道"这里容易疼痛"或"那里姿势不正确所以才会痛"等。疲倦时立刻伸懒腰，可见自己对身体的不适十分敏感。为了更了解自己的身体，请务必多做伸展运动。

黑版贸审字08-2011-062号

图书在版编目(CIP)数据

高血脂居家自疗调养一本通／（日）栗原毅著；学识盛益译．—哈尔滨：哈尔滨出版社，2013.3
（不求医 不吃药 ）
ISBN 978-7-5484-1273-1

Ⅰ．①高… Ⅱ．①栗… ②学… Ⅲ．①高血脂病—食物疗法 Ⅳ．①R247.1

中国版本图书馆 CIP 数据核字（2012）第252221号

SAISHINBAN YOKU WAKARU CHUSEISHIBO
© GAKKEN 2009
First published in Japan 2009 by GAKKEN Co.,Ltd.
Chinese Simplified Character translation rights arranged with Gakken Publishing Co.,Ltd.
through Future View Technology Ltd.

书　　名：不求医 不吃药 高血脂居家自疗调养一本通

作　者：【日】栗原毅　著　学识盛益　译
责任编辑：李毅男　苏　莉
责任审校：李　战
封面设计：胡椒设计

出版发行：哈尔滨出版社(Harbin Publishing House)
社　　址：哈尔滨市松北区科技一街349号3号楼　　邮编：150028
经　　销：全国新华书店
印　　刷：北京艺堂印刷有限公司
网　　址：www.hrbcbs.com　　www.mifengniao.com
E－mail：hrbcbs@yeah.net
编辑版权热线：(0451)87900272　87900273
邮购热线：4006900345　(0451)87900345　87900299　或登录蜜蜂鸟网站购买
销售热线：(0451)87900201　87900202　87900203

开　　本：710mm×889mm　　1/16　　印张：11　　字数：200千字
版　　次：2013年3月第1版
印　　次：2013年3月第1次印刷
书　　号：ISBN 978-7-5484-1273-1
定　　价：32.00元

凡购本社图书发现印装错误，请与本社印制部联系调换。
服务热线：(0451)87900278
本社法律顾问：黑龙江佳鹏律师事务所